相談者

尾上太一 写真

ONOUE Taichi *photograph*

塚本千秋 文

TSUKAMOTO Chiaki *text*

日本評論社

先が見えないと感じている臨床家へ

専門家と呼ばれることになじめない方々へ

支える営みに惹かれながら　二の足を踏んでいる皆さんへ

はじめに

この本は文章と写真の往復で出来ています。
塚本が出だしの数百字を書いて投函。
受けとった尾上は撮りためた写真から一枚を返送。
届いた写真を見ながらまた数百字。
追加された文章を読んでまた一枚。

この繰り返しを、三年、続けました。
出来あがった物語は、小さな町の相談室の話になりました。

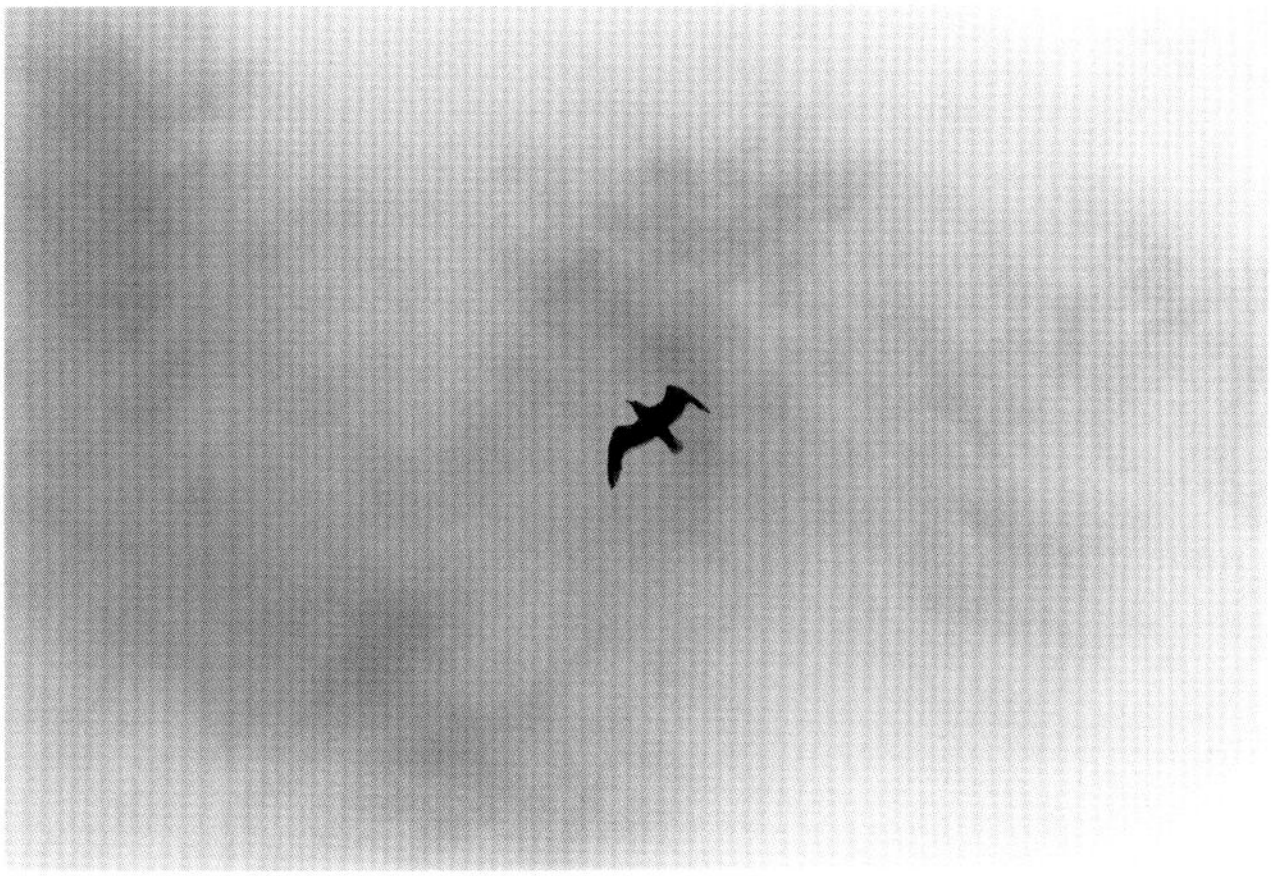

相談室

駅前を出発した路面電車は、ビルを抜け、商店街と並走しながら南に下っていく。
二つ電停を過ぎると、錆びた看板や下りたままのシャッターが目立ちだす。
やがて線路はカーブし、勾配を登って橋にさしかかる。
橋詰には木造の駐在所があり、横には火の見やぐらが立っているだけなので、
空間はとても広い。
交差点をはさんで、駐在所の斜めむかいの住宅街のなかに、
古い平屋を借り、相談室を開いた。
目立たずに周囲に溶けているが、生活はあまり匂わない。
そんな場所で、相談に来る人と過ごそうと考えた。

天井の高い殺風景な部屋に、
古道具屋で見つけた背の高い食器棚とブナ板のテーブルを置き、
背もたれつきの椅子を五つ並べた。

打ち放しの壁にはシンプルな時計をかけ、
小ぶりの額に、北国の写真を飾った。

入口の横には小さな電気スタンドが乗ったデスクと丸椅子があり、
そこには猫のような彼女が、

……いや、受付係のような猫がいつの間にか来ていて、
受付が済むといなくなってしまう。

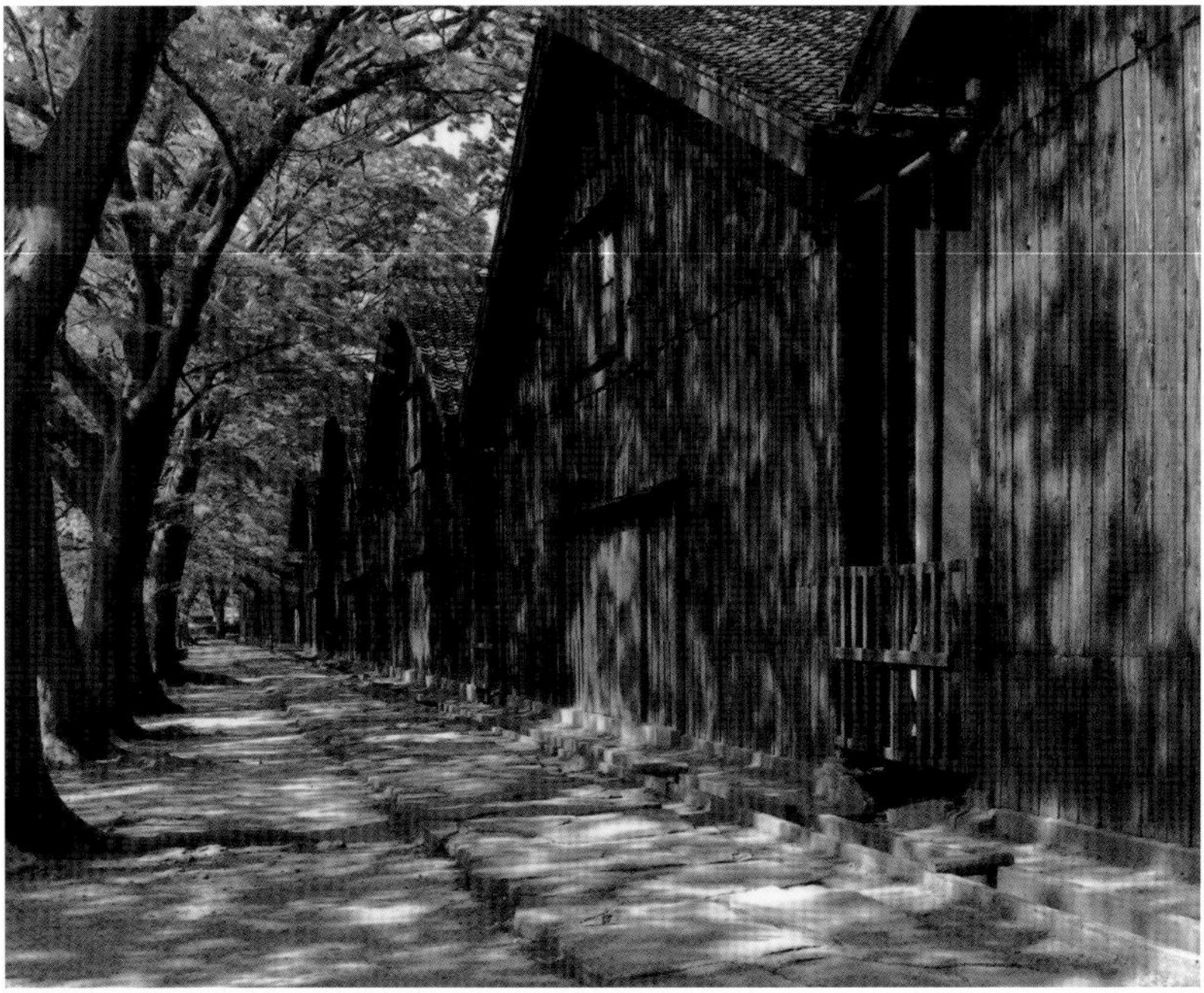

一人目の相談者

彼は部屋に入ると立ち止まり、目をしばしばさせながら周囲をうかがっていたが、椅子をみつけると、引きよせて座った。

帽子をかぶったまま、咳払いをして足をくんだ。

細かい傷のある靴先がテーブルの裏にあたり、音を立てた。


私が黙っていると、彼は両肘をテーブルについて指を組み、親指を突き出して額にあて、水車がきしむような声で言った。

「どこから手をつければよいのか」


それからまた黙ってしまった。


「手をつけるというのは」私は息を吐いてから、ゆっくり尋ねた。

「何にですか?」

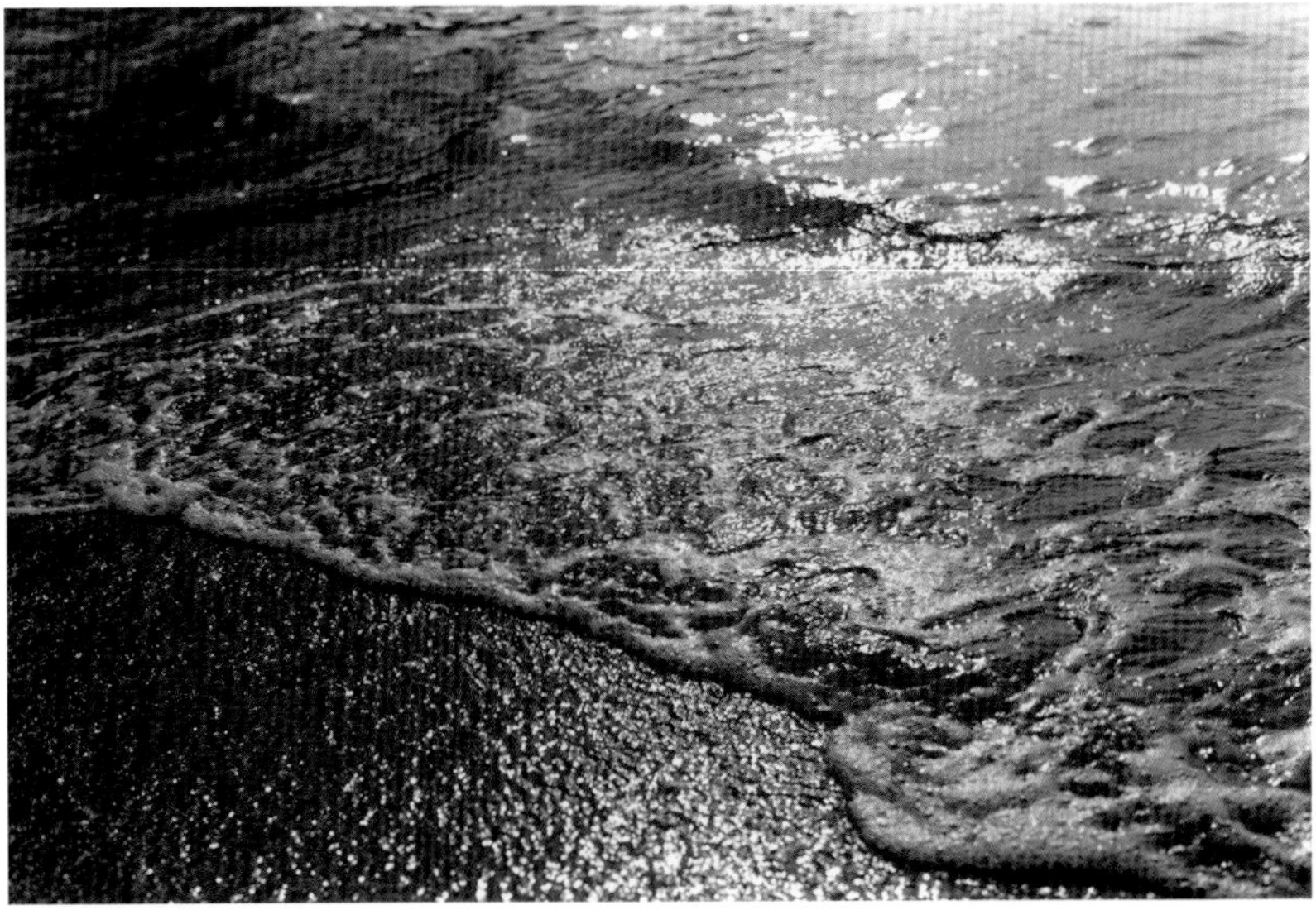

その声が届いたからか、彼は拳を顔から離し、上目遣いに私を見た。
それから唇を内側に丸め、「いろいろです」と言った。

私は彼の首筋に刻まれた皺や、
ワークキャップからはみ出た髪を眺めながら
彼が手をつけなければならない「いろいろ」を考えた。

だだっ広い工場のような場所が浮かんだ。
薄青く塗られた大きな機械があり、太いコードが床を這っている。
相談者は騒音のなかをせかせかと歩き、計器を覗き込んでは、指示を与えている。

そのまま五分経った。

彼は指をほどき、腕を左右に垂らして、
上半身を椅子に投げ出し、目をつぶった。

今度は軽トラックのドアが乱暴に締められる音が聞こえた気がした。
誰かが大声で怒鳴っている。
だが何を怒鳴っているのかはわからない。
相談者が頭を下げている向こうで、若い人がうつむいている。

気がつくと、二十分が過ぎていた。

彼のからだは、ひとまわり小さくなったように見えた。
私が何か言おうと思った瞬間、
彼は薄目を開けて天井を見た。

そして
「まずは掃除か」と小声でつぶやき、
そそくさと彼女に支払いをすませ、
相談室を出て行った。

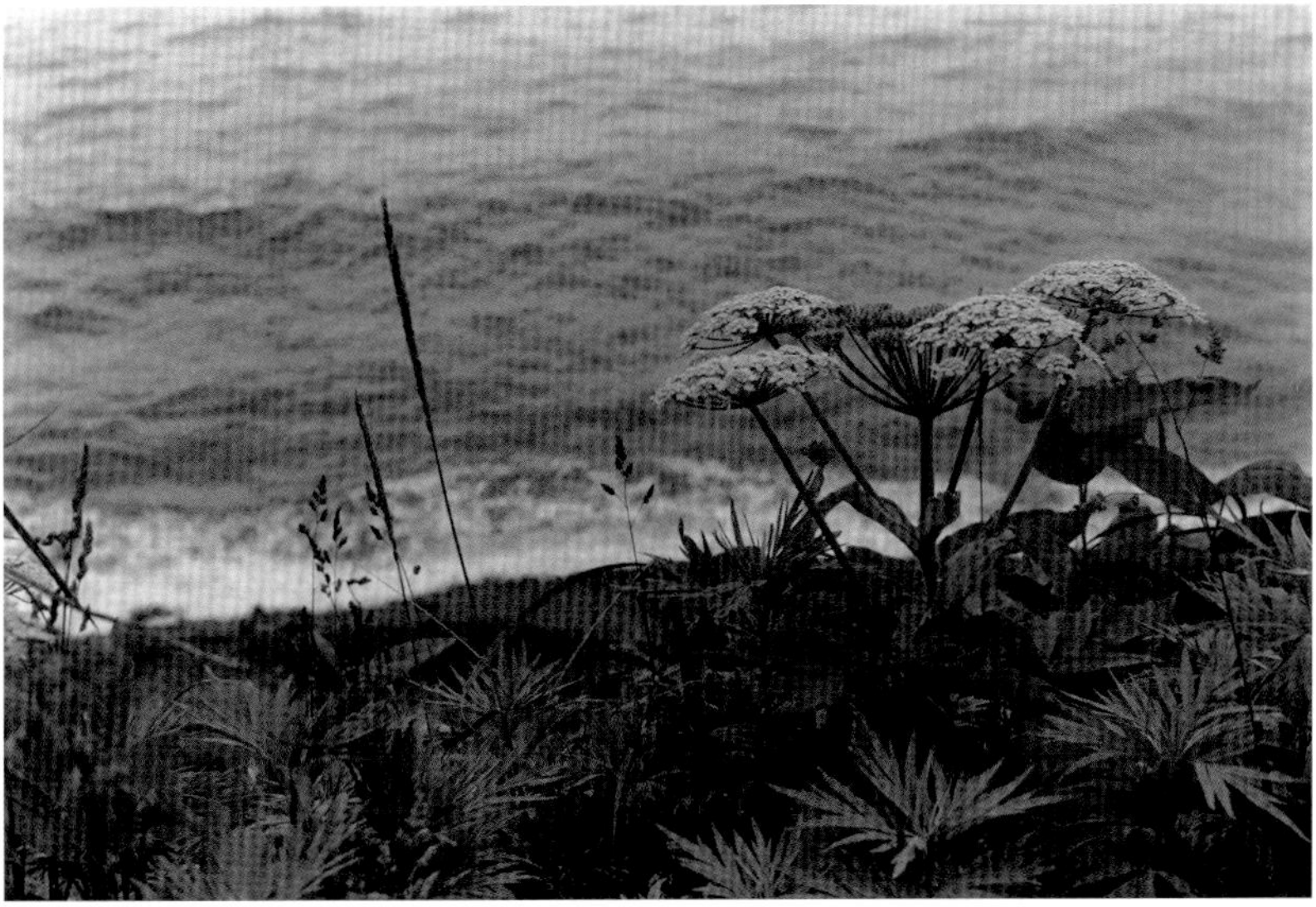

二人目の相談者

昼休みが終わって戻ってくると、相談室の前に人が立っていた。

そのとき私は、ある相談者の靴についた傷のことを考えていたのだが、われにかえって立ち止まり、離れたところから、その人の後ろ姿を眺めた。

彼女は白いシャツにデニムを穿き、光沢のあるリボンを巻いたカンカン帽をかぶって、私が掲示した「相談のしくみ」をみつめていた。

セミが鳴いていた。

彼女は相談のしくみを読み終えると、四角い編カゴを後ろ手に、スケートをするように左右の窓を覗き込んだ。そしてまた直立に戻り、ドアの前に立った。

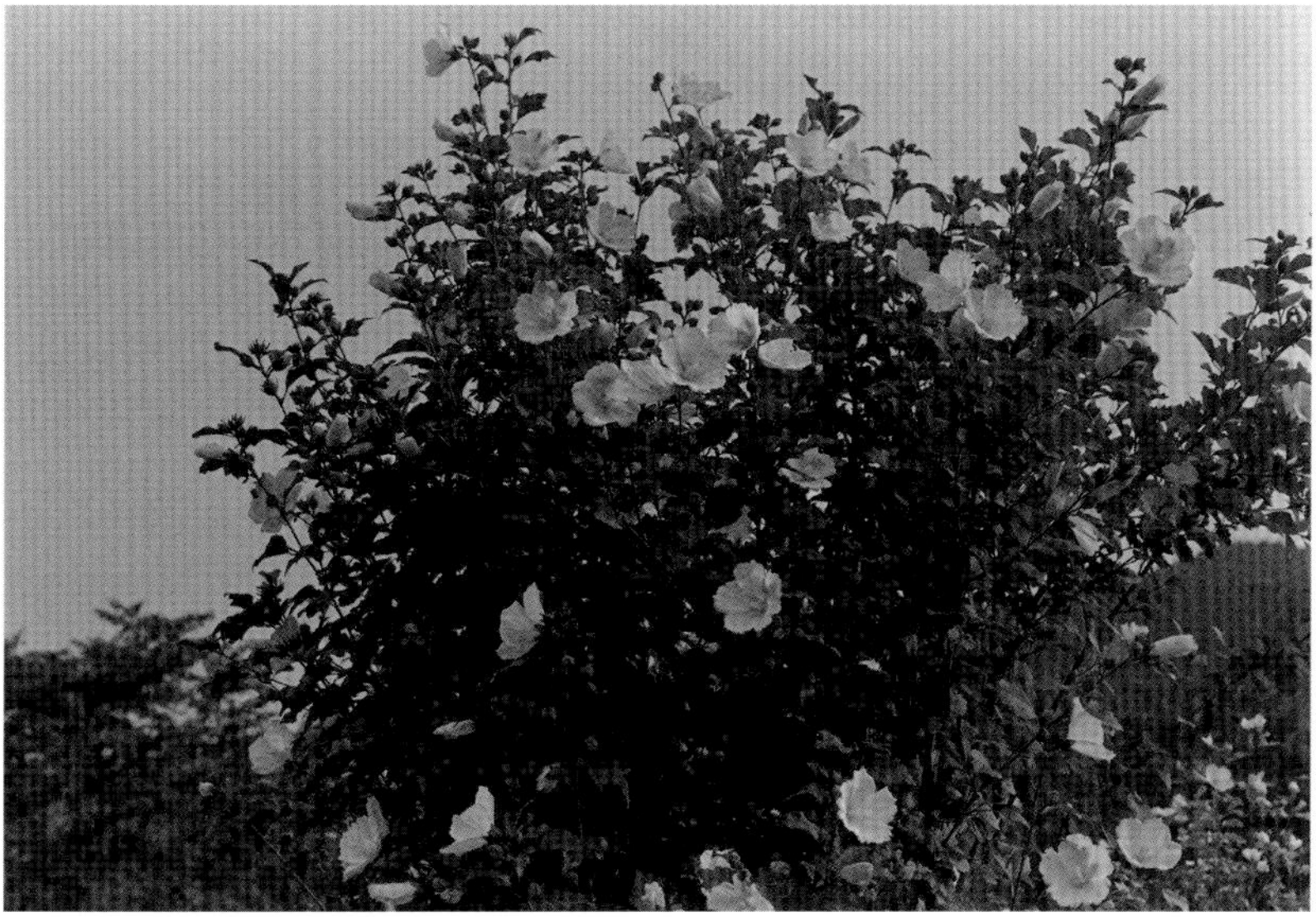

私は踵《きびす》をかえして回り道をし、相談室の裏口までたどりついた。
表まで通じる狭い通路に、黄色いハイビスカスと、彼女の影が見える。

真鍮のノブを回し、私は相談室に入った。
この季節、窓にはブラインドを下しているので、昼でも部屋は薄暗い。
照明のスイッチに手を伸ばしながら、私は入口を見た。

彼女はまだ外に立っていた。

入口の扉は厚い樫板で、
地面すれすれにブラウンの飾りガラスが横向きに、
上半分には灯りとりが縦に細くはめてある。

すりガラス越しに見えるシルエットは動かなかったが、
サンダルは、ときどきぶらぶらと揺れた。

私は少し迷った。

すると影が急にドアに近づいて、シルエットが白いシャツになった。
空耳かと思うほど、小さなノックの音が一回聞こえ、
次の瞬間、灯りとりから彼女の姿は消えていた。

そのまま五分が経ち、
固まっていた私がそろそろと扉を押し開けると、
最初にセミの合唱が聞こえ、
まぶしさと交代に、見慣れた街の景色が広がっていった。

季節が巡り、次の年の夏。
私は遠い山道で、
鮮やかなオレンジのワンピースを着た彼女とすれ違った気がしたが、
それが彼女だったかどうかはわからない。

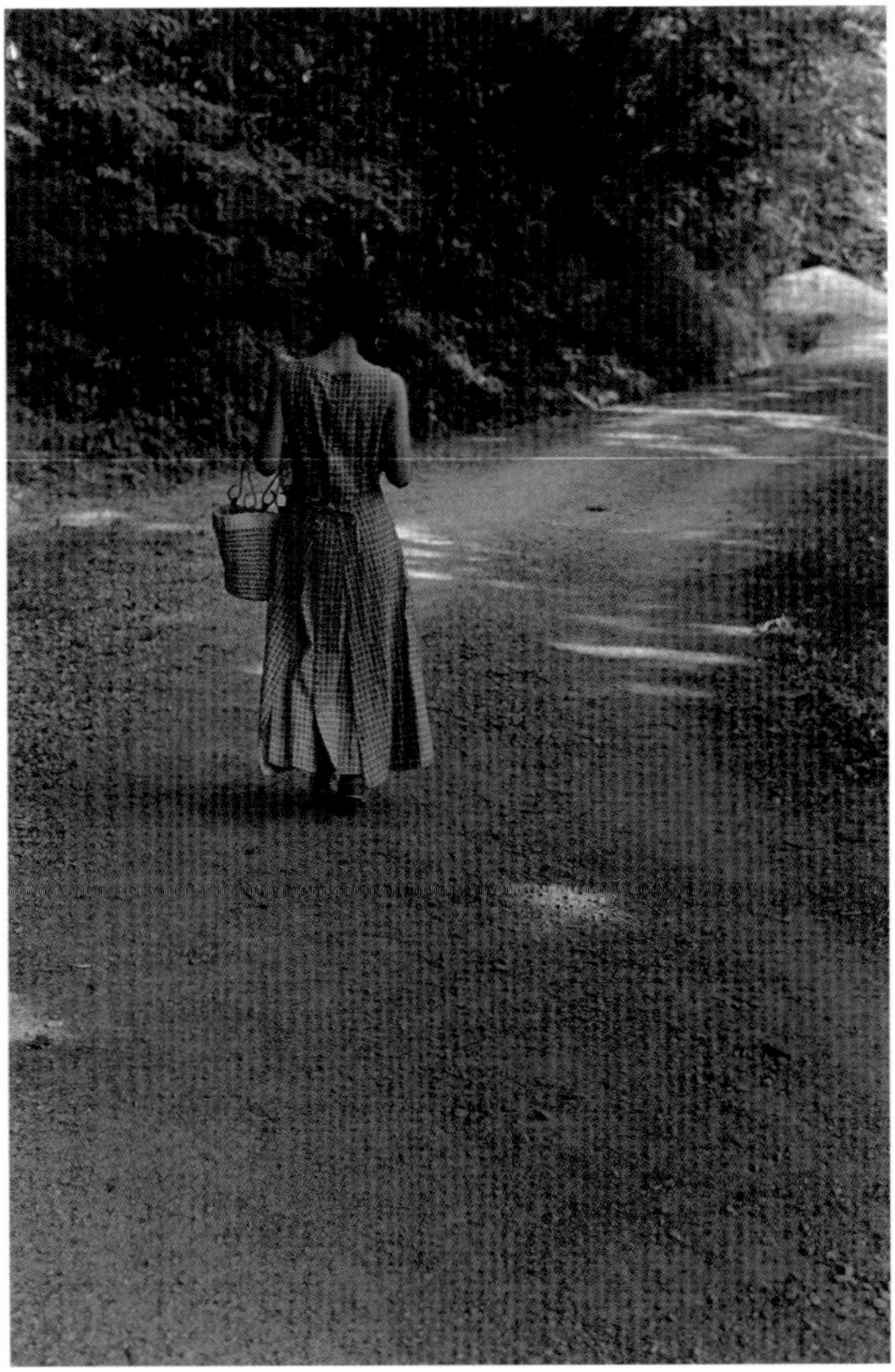

相談のしくみ

なんでも相談できます。
人に言えない悩みはもちろん、
約束を度忘れした時のいいわけ、
居眠りしたいのにできない会議の過ごし方、
舌打ち癖のある友人にそれとなく指摘する方法の相談にも乗ります。

でも、
正しそうに聞こえる説得の仕方や
他人の欠点についての相談は苦手です。
相談をするかしないかの相談もできます。
迷ったら、黙って過ごしてもかまいません。

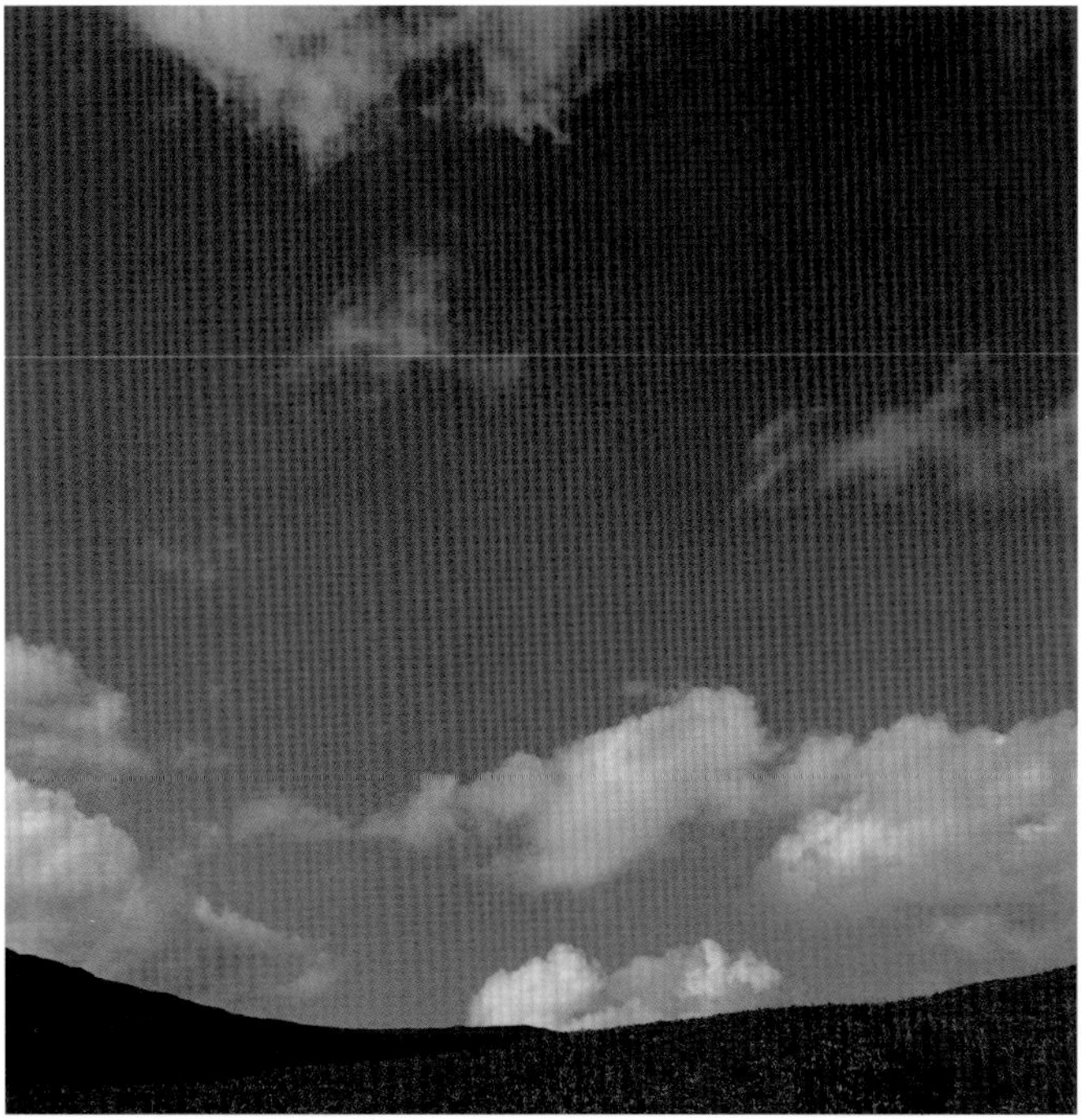

三人目の相談者

「別に話したいわけじゃないんですよ」

と前置きして話し始めた彼女は、それから十五分、休みなく話し続け、あらためて、「こんなこと話したくないんです」と念を押し、スッと腕を伸ばして、藍色のグラスから麦茶を飲んだ。

しばらく沈黙があったので、

「話したいわけじゃないですよね」と私が念押しすると、

彼女は艶のあるスカーフに顔をうずめ、素潜りの前のように深く息を吸い、

「話したって、どうにもならない」と私より少し大きな声で言った。

それから彼女は二、三回首を左右に倒し、

今のこと昔のこと、さらに今のこと昔のことを、話し続けた。

それは、丁寧に折られた紙人形が、しきたりの圧力で潰れていく物語に聞こえた。

長い針が回り、路面電車の通過音が繰り返し聞こえ、
床に落ちる窓枠の影が斜めになっても、彼女の話は続いた。

ひとしきり話すと彼女は黙り、「先生はどう思われますか?」と尋ねる。
だが、私が物語の奥行に目を凝らして言葉をさがすうちに、別の話がはじまってしまう。

ちょうど近くの役場のサイレンが五時を告げたとき、
彼女は、結婚十年目、夫と出かけた旅の話を始めていた。
何の話からその話になったかはわからない。
彼女の口調はどこかしみじみとし、部屋の空気が透きとおった。

ふと気づくと、彼女は窓の外を見ながら黙っていて、
「初めてのピクニック」「もう、うれしくて」とささやいた。
頬杖の向こうに射している陽が赤みを帯びていた。
私は彼女の瞳に映る島ゆりをじっとみつめていた。

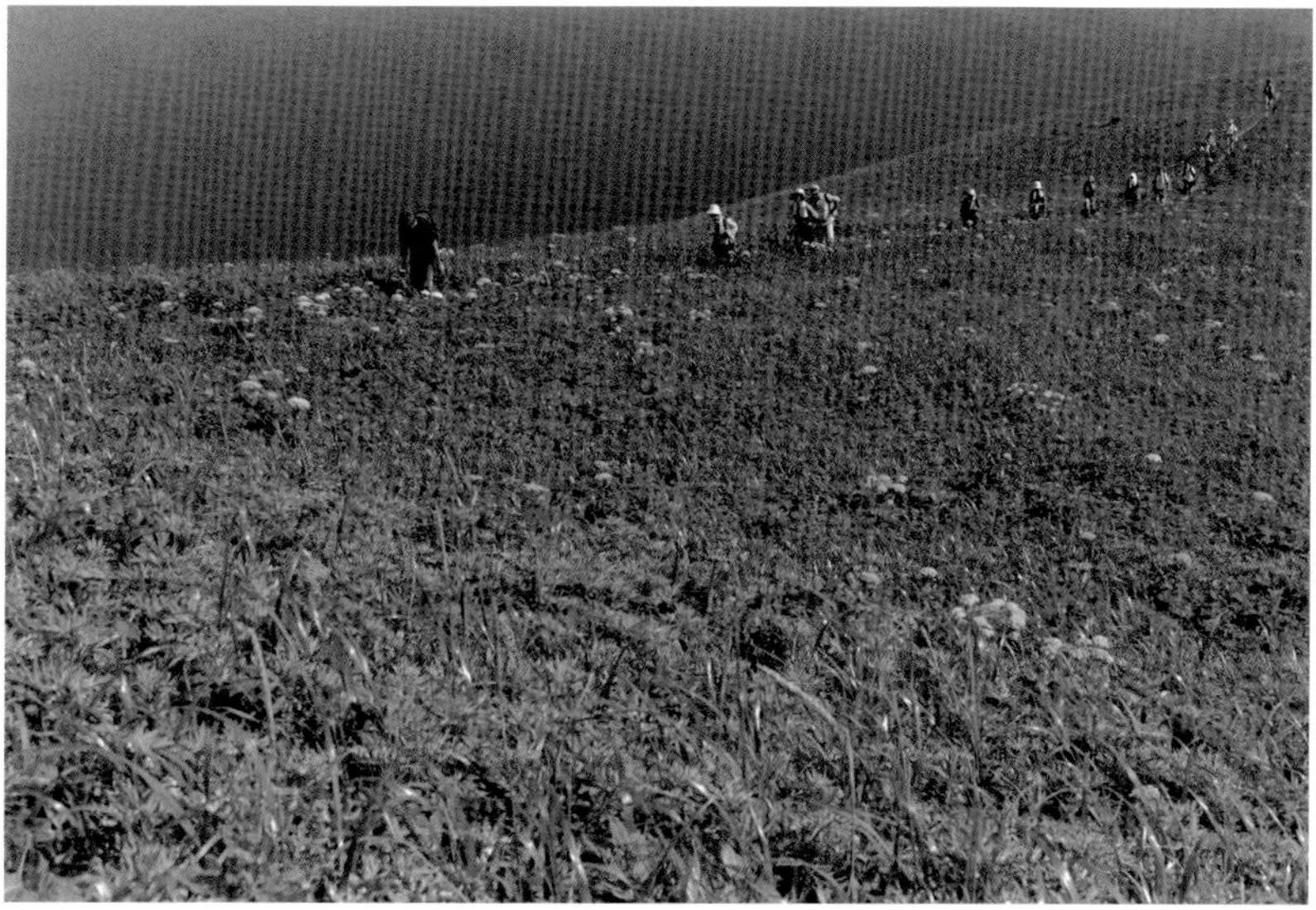

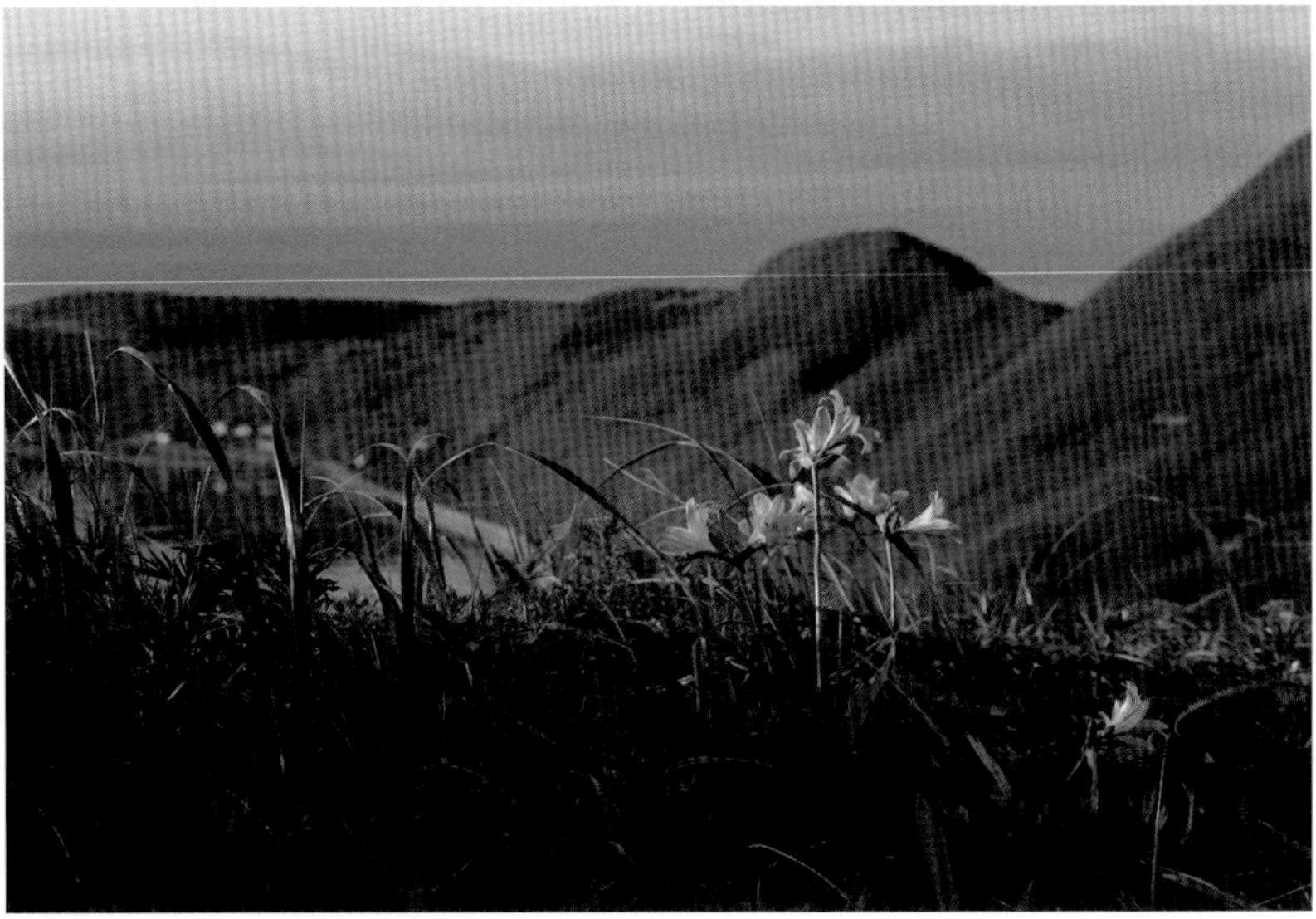

四人目の相談者

「ていうか……」で一拍の休符。
「それってやばくね」で一小節分の空白。

彼女は学校帰りに自転車でやってきて、
部屋に入るなり「アチ」「アチ」と言いながら手のひらでパタパタと顔を扇いでいたのだが、
私が、何か言おう、と身構えたそのとき、
彼女のスマホが振動して、話が始まってしまったのだった。
「うーん」と彼女が顔をしかめている間も、相手はしゃべり続けていて、
それがけっこうな勢いだから、私にも、その浮わついた話が聞こえてしまう。
やがて彼女は息を吸い、決意したように
「じゃ。かわって」といった。

突然の提案にひるんで黙った相手に、
「かわりなよ」と、今度は曇った声で命令した。

そのまま十数秒がたった。
彼女は上下から圧迫されているかのように目を細め、瞳を左右に動かした。

そしてスマホを耳に当てたままテーブルに右手をつき、私を見た。
私が視線を外すと、食器棚の前まで歩き、ガラス戸に顔を近づけ、
スマホを持つ左手の薬指と小指で扉を開け、
萩焼の湯飲みを右手でつかみ、目の前にかざしながら静かに言った。
「どういうつもりなん?」

相手は黙った。

数小節の沈黙の後、彼女は喉の奥に力を溜め、
「どういうつもりなんか」と言い、
直ちに「答えろ」と続けた。

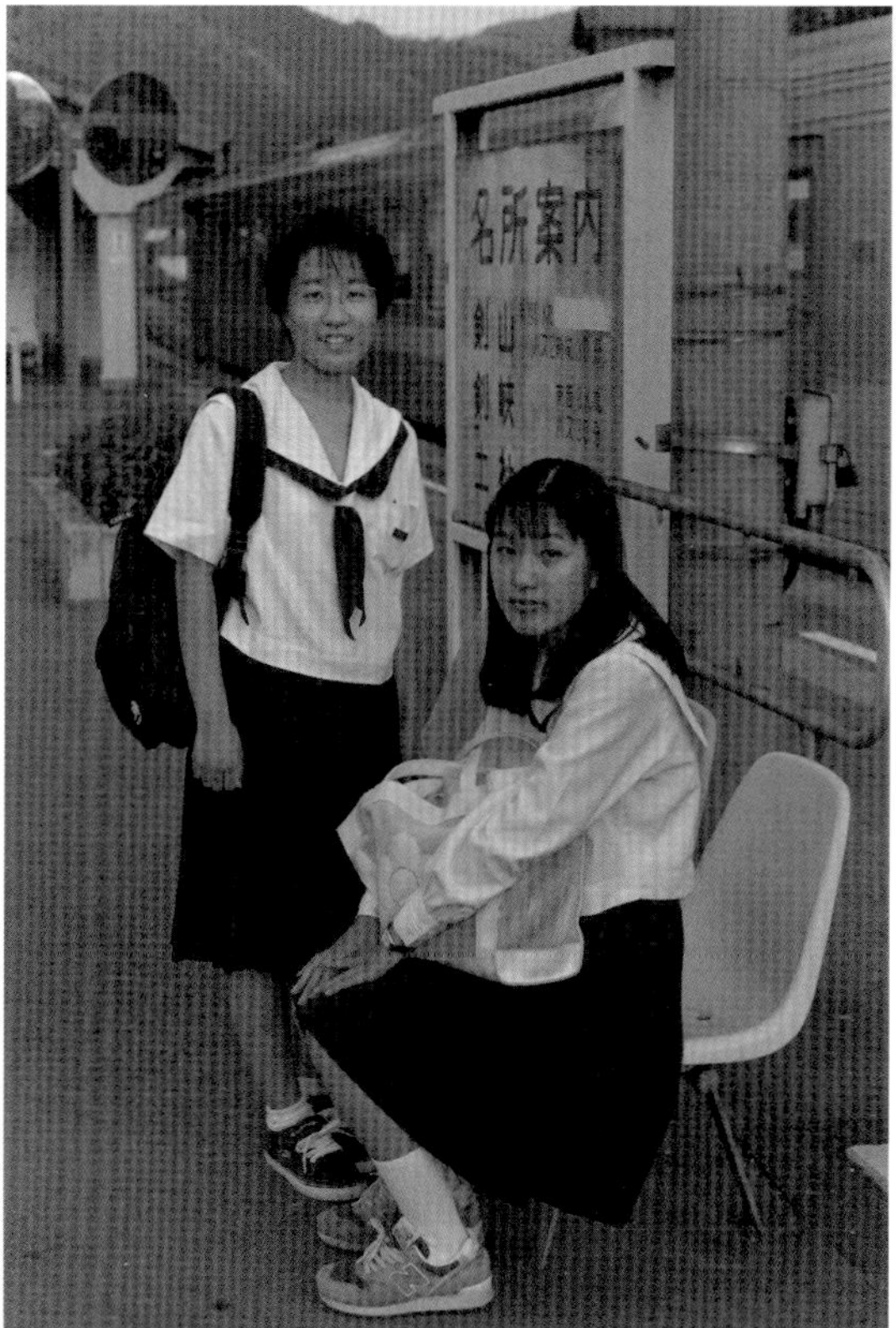
名所案内
剣山

相手は黙ったままだった。

彼女が湯飲みをテーブルに置いたので、受付は急須を銜《くわ》えてきて、電気ポットを使い、ほうじ茶をいれた。

湯気の向こうで、彼女の右手は体重ごとテーブルに置かれ、左手はかすかにふるえていた。


そのまましばらく、彼女は黙っていた。

ふいにスマホから雑音がした。

相手が持ち主に投げかえしたのだ。


「だいたいわかった」

そう言いながら、彼女は後ろから近づいて、受付を左ひじの内側で捕まえ、おなかをそっと撫でたので、受付はニャンと言って彼女を振り返った。

彼女はもう笑っていて、右手を湯飲みに伸ばしたが、「アッチ」とあわててひっこめた。

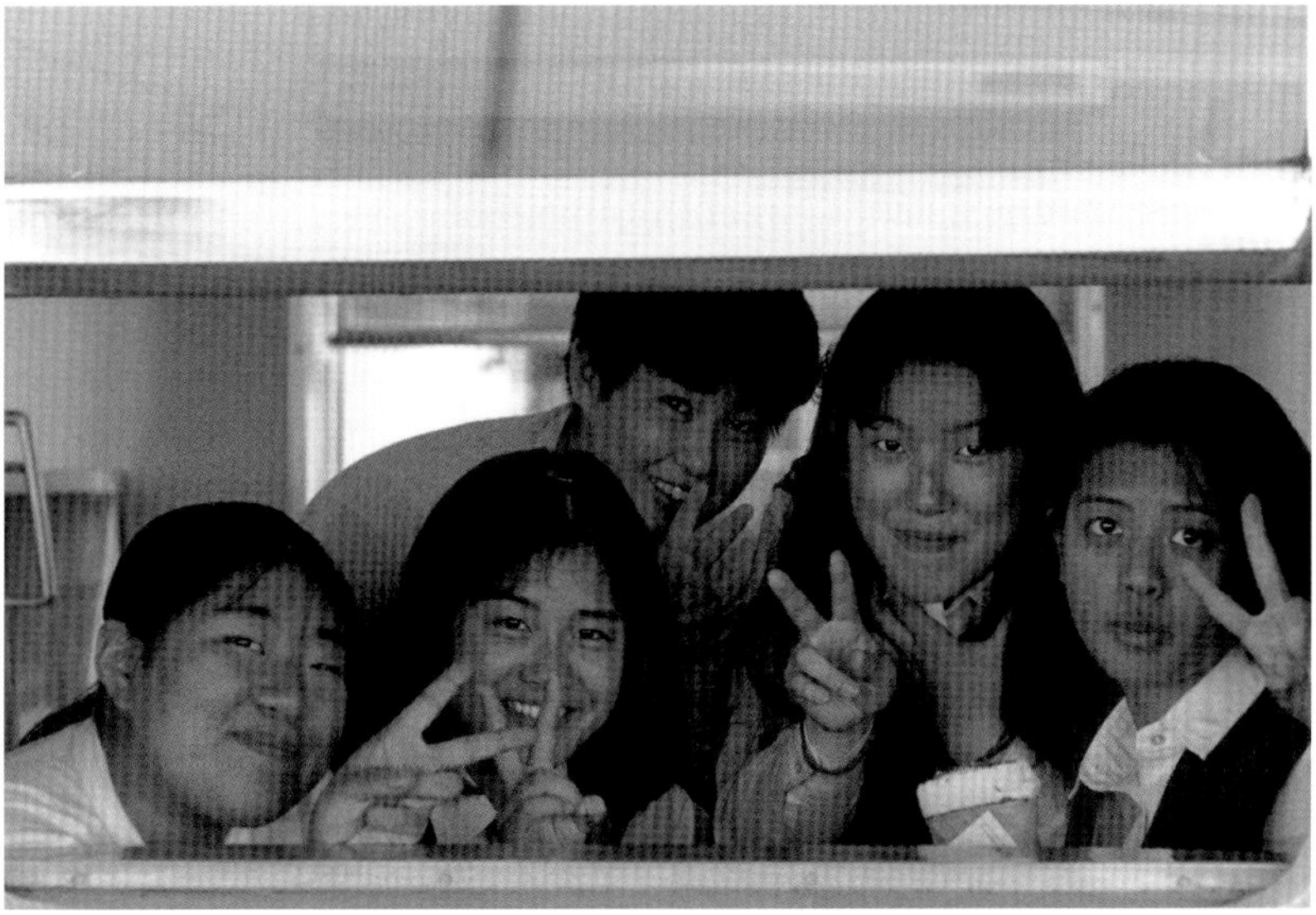

それから再び相手に向かい、

「やばいことは、やばい」

「ってか、まあ、ちょーやばくはないけど、やばい。あんたじゃ無理」

と早口で言った。

そしてそのまま「じゃ、切る」と、同意も得ずに切断してしまった。

彼女は受付にウインクをし、
ついでにという感じで、私に数ミリ会釈をして、
「また、暑いんじゃけ」
と言ってから、大股で面接室を出て行った。

受付が横目で私を見たので、
私は咳ばらいをし、無言で通した。

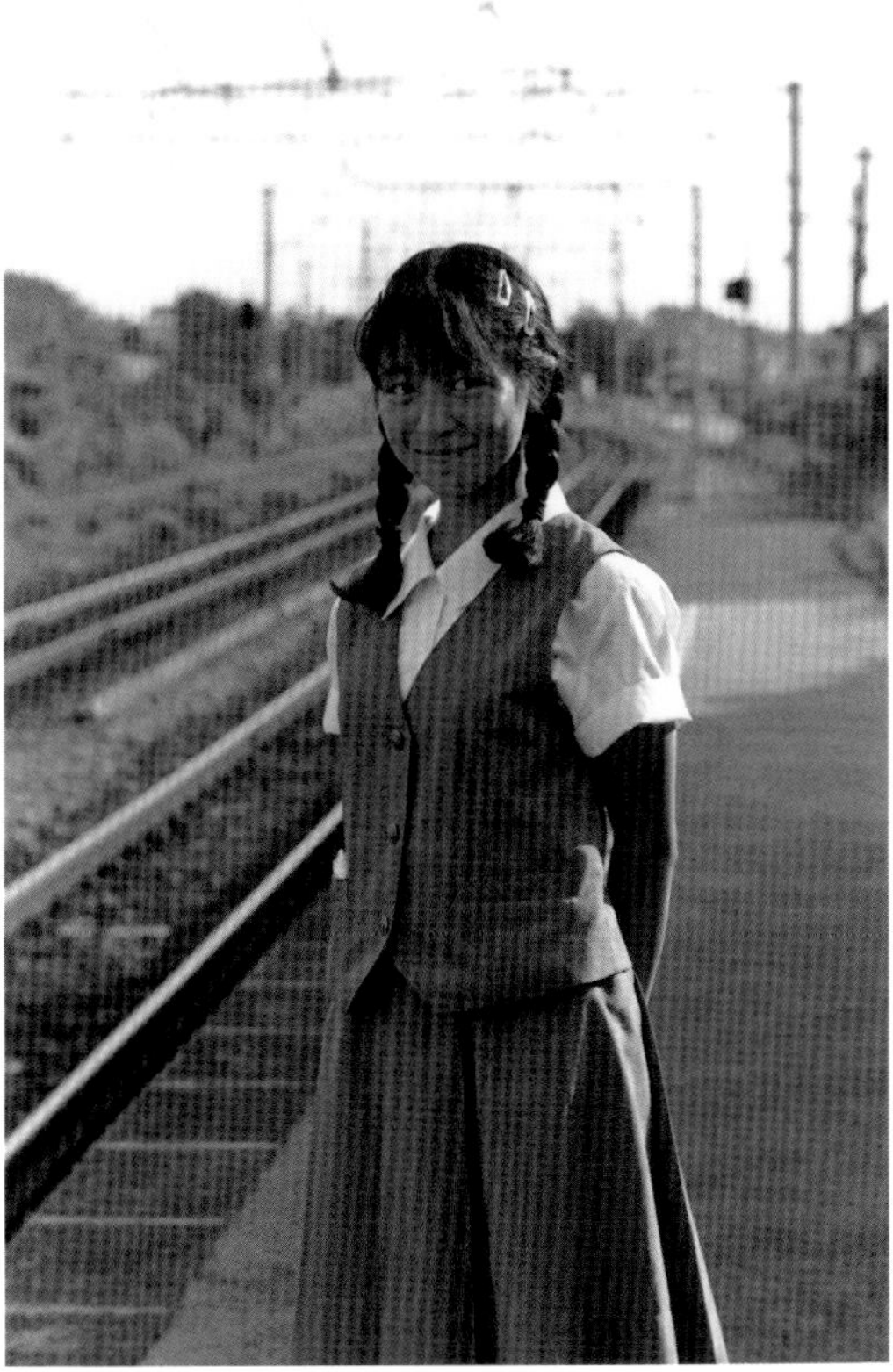

相談室の周辺

相談室を出て、サルビアやビオラの鉢植えが並ぶ庭を過ぎると小さな路地で、
さらに数メートルも歩けば川沿いのアスファルト道に出る。
車はあまり走っていないので、つい信号のある交差点を使わずに渡ってしまう。

歩道沿いには、人の背丈までレンガが積まれ、
横向きに切られた階段を上がると、遊歩道になっていて、川面が見下ろせる。

遊歩道には一定の距離ごとにスペースが設けられ、プランターとベンチが置いてある。

五分ほど上流に向けて散策し、手すりにすがって水辺への階段を降りると、
かつての船着き場は、小ぶりな公園に造りかえられている。
そこにも青銅色のしゃれたベンチが置かれ、
お年寄りがひとりで、あるいは二人三人でたたずんでいる。

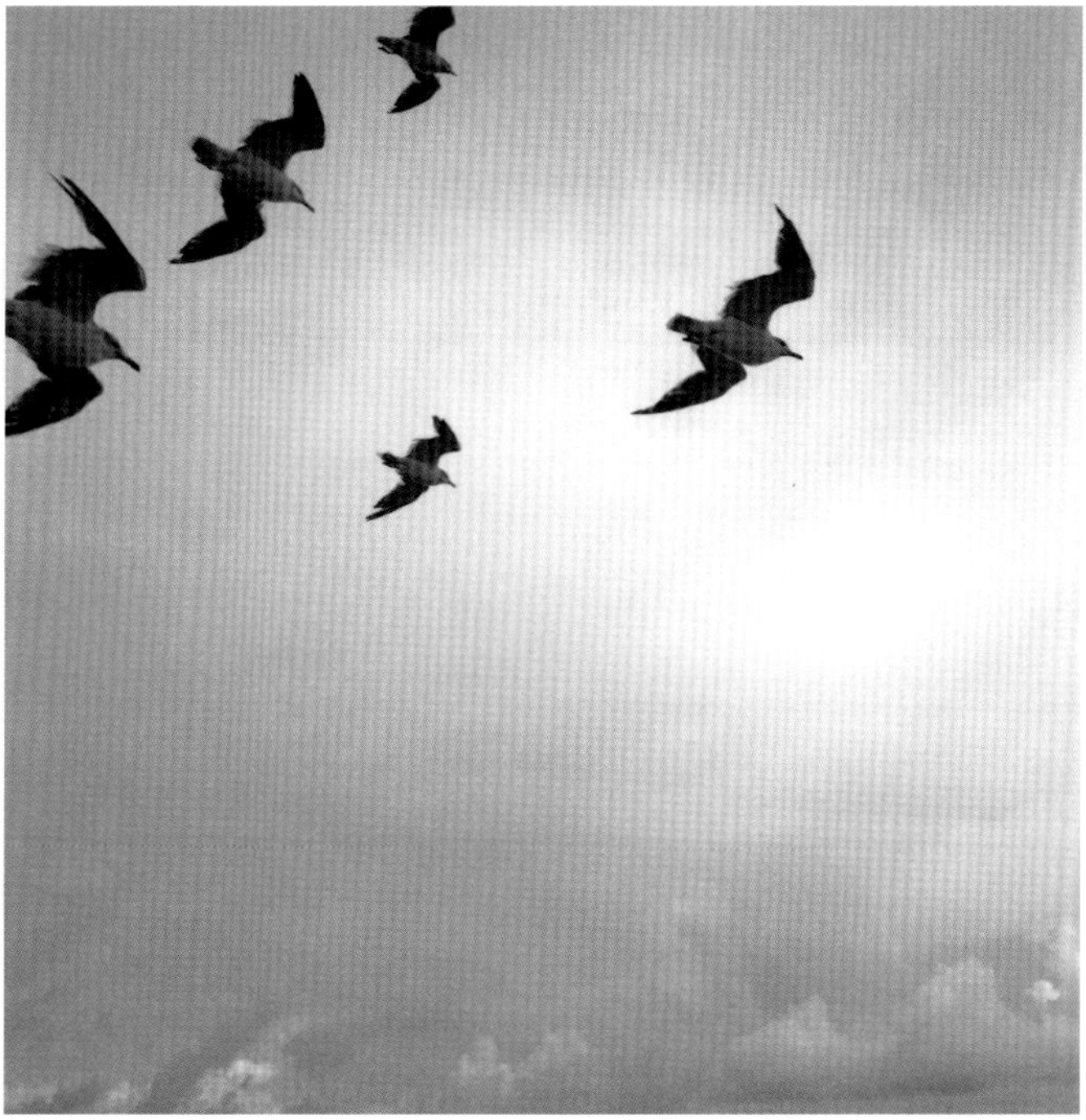

時間はほぼ止まっていて、私が入っても乱れない。

ただ、年に数回、川上の公園が管轄する足漕ぎ式スワンボートが、カップルを乗せ、このあたりまで漂流してくる。もうこのあたりの流れは速いから、人力では戻れない。


すると、お年寄りたちの目つきがかわる。

一人は水際まで走り、掌でメガホンを作って「危ねえぞ。はよう岸に寄せえ」と叫ぶ。

何人かが顔を寄せ、「どうすりゃあ」と相談を始める。


「事務所に電話してモーターボートに引っ張ってもらうしかねぇ」

「あれに乗ったカップルは別れるいうのに、なんで乗るんかのう」

傍らで携帯に向かい、怒鳴りだす人もいる。

「だから、ここは蓬生橋じゃ言うとりましょう。すぐに来なんだら大変なことになりますぜ」

五人目の相談者

彼の靴は手入れが行きとどいている。
ヒールも打ち替えたばかりのようで　窓からの光を反射する。
それなのに彼の足音は聞いたことがない。
相談室の床には何も敷いていないから、
かなり気をつけて歩いてもコツコツと音がするはずだった。

私は初回からそのこと、つまり彼が足音を立てないことについて、
毎回「どうしたら、そんなに静かに歩くことができるの」と尋ねようと思う。
だが、話を聞くうちに、いつもそれを忘れるのだった。

「その日は」
と、彼は滑らかに語りだした。
「朝から気分が沈み、いたたまれない思いが強まっていました」

「家族の何気ないひと言にいらだち、そんな自分への怒りを持てあまし、行先も決めずに家を出て、電機屋と本屋とコンビニに寄りました。並べられたすべての商品がつまらなく感じ、何も買えなかった私は、再び死ぬ決心をしました」

相槌を打つこともできず、私はただ彼の話を聞いていた。

「とても暑い日でしたので、私は『海だな』と思いました。今、考えると変ですが、その日はそんなことを思いつくくらい暑かったんです。そこで近くのＪＲの駅まで歩いていき、港町までの切符を買いました」

「町はずれのその駅は無人駅で、ホームにも誰もいません。私は狭い待合小屋のベンチに座って列車を待っていたのです」

彼は少しの間、目を閉じ、それから軽く鼻をすすった。

私はなんとなく彼の靴に目をやった。

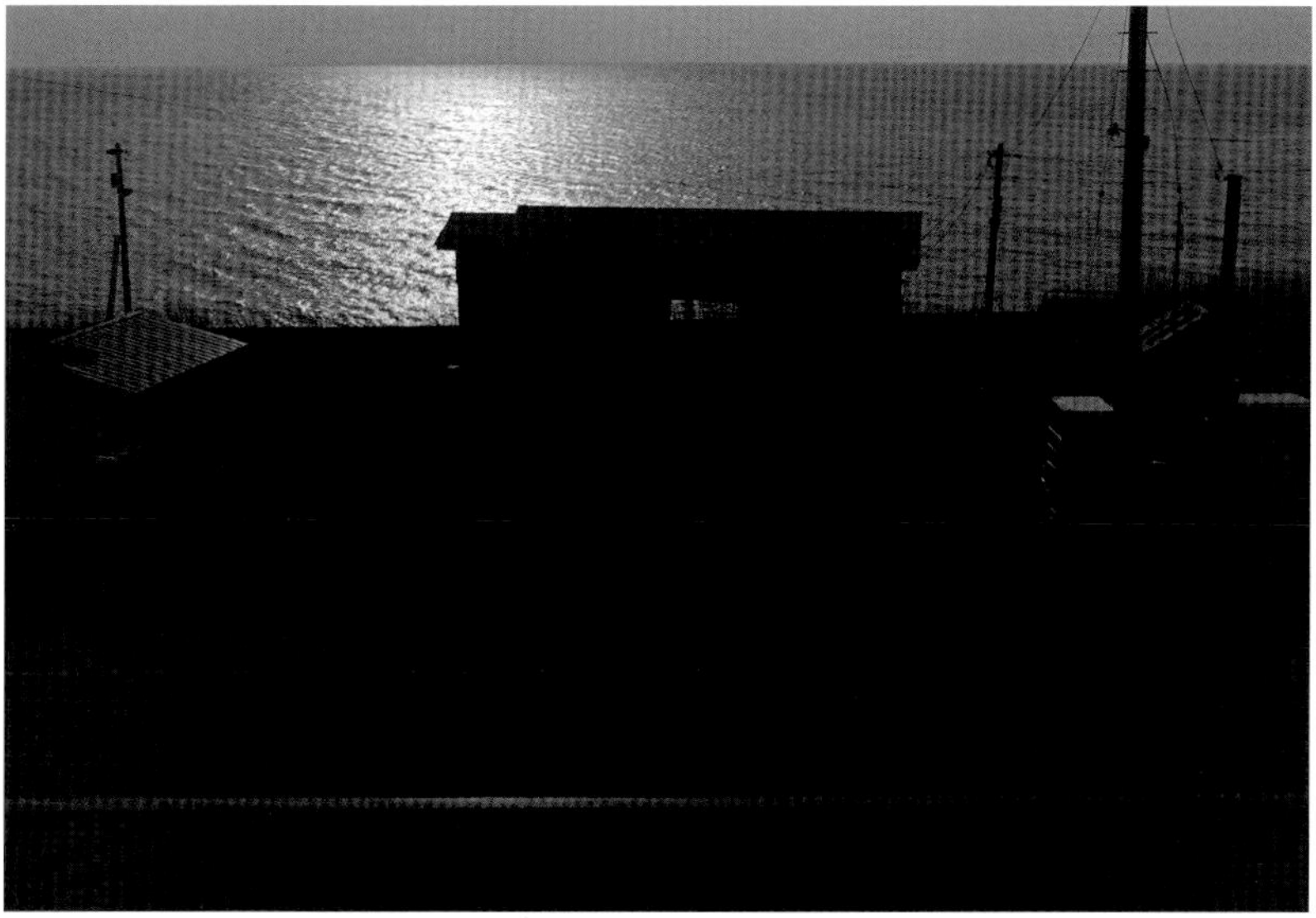

「しばらくすると、港町のほうから快速がやってきて、ゴーゴーと通っていきました。どうしてかわかりませんが、上り側ではなく、私がいる下りホームの前を、かなりのスピードで電車が走り抜けたのです。私は強い風圧を感じました」

彼の靴が光って、私に近づいたように見えた。

「私は思いました。そうか、次の列車に飛び込めばよい」

私は瞼を少し上げ、彼の顔を見たが、どのような感情も読みとれなかった。

「甚大な被害になると知っていましたので、列車への飛び込みはしないと決めていました。ところがそのときは、ふさわしい方法に思えたのです。次の上り快速まで何分あるか知りませんでしたが、私はホームの端に近づいていきました」

彼はまた黙った。

私のズック靴は、彼の真新しい靴とならんで、古いビルの屋上にいた。

「そのとき、突然、男の声が聞こえました」

『おどりゃ、どこでタバコに火を点きょんな』

『どこで吸おうがワシの勝手じゃ、つべこべぬかすな』

二人とも老人に見えました。

『どこぞへ行きさらせ』


注意した男は短髪で背が高く、濃茶のポロシャツに包まれた胴体は厚く、色眼鏡をかけ、腕っぷしも強そうでした。

『やるんか。やるんならやってみい』

注意された男は中肉中背で、白っぽいデニムの上っぱりを着て、ゴム草履をはいていました。髪には白いものが目立ちました。

彼らは待合小屋の脇、私のすぐ近くで、顔を突き合わせて怒鳴りあいはじめたのです。

『生意気なこと言いさらすな』

『おめえがいぬるのが筋じゃろうが』

激しい応酬が続きました。

もし、殴りあいになったら、割って入ろうと思いました。

ふだんの私なら逃げますが、このときはそう思ったのです。

すると白っぽい男が手提げから何か出そうとしました。


黒い老人が威嚇しました。

『なに出すんじゃい。チャカでも見せびらかすつもりか、おんどれは』

白い老人が応えました。

『あほんだら。お前なんかにチャカ見せれるかい。これを見てみい』

ごそごそと取り出したのは、貯金通帳のようでした。


私は彼の意図がわからず困惑しました。

黒い男も同じだったようです。


『なんなら、そら。一億でも入っとんか』『八百万あるんぞ、おめえにそんだけの金はあるか』

『馬鹿か。わしゃ一億くらいは持っとるわ』『そんなら証拠を見せてみい』

『マナーも知らんバカ相手に見せる通帳があるか』

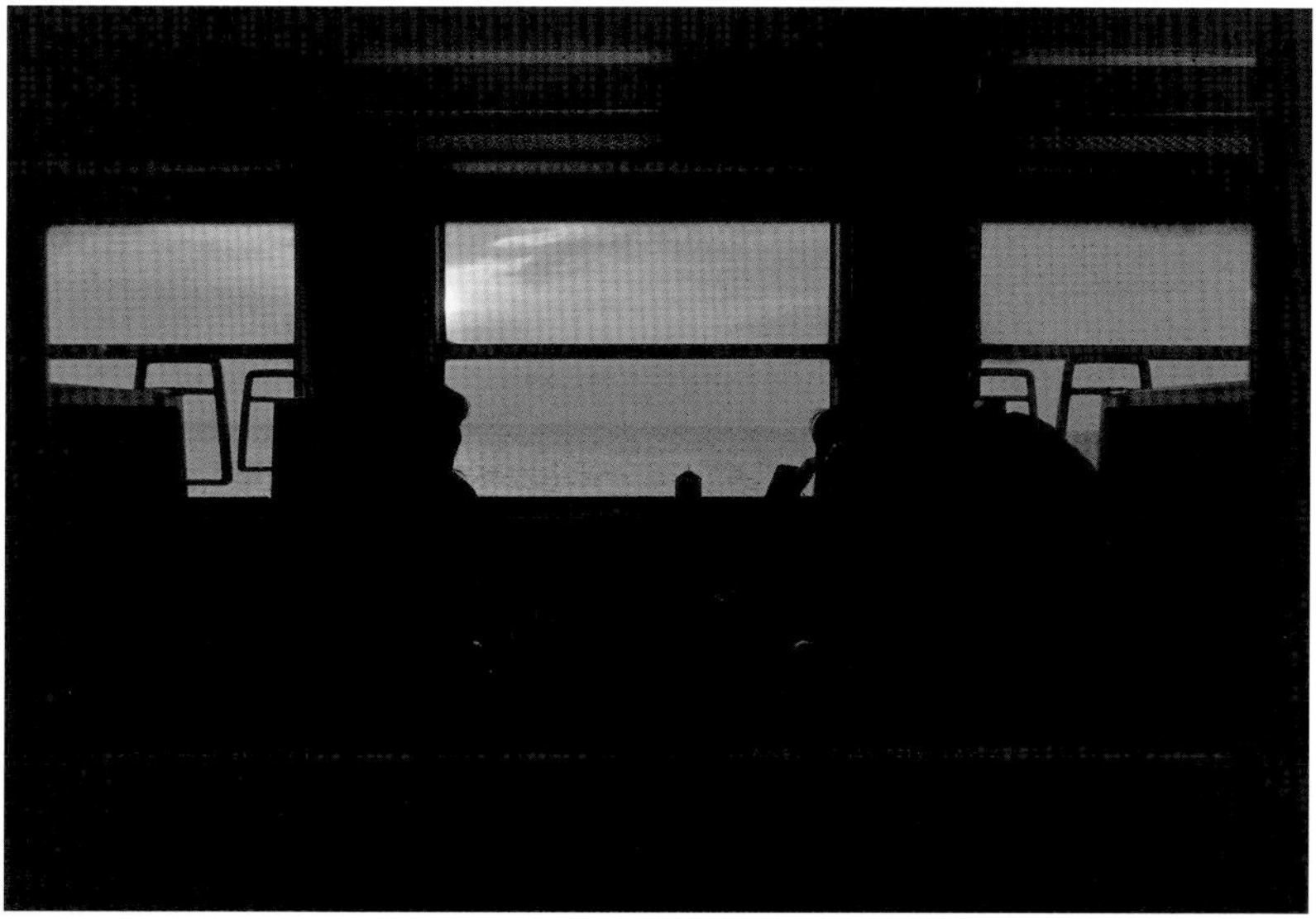

そのとき、ちょうど港町行きの普通列車がホームに入ってきました。

特に理由なく私は列車に乗り、別のドアから黒い男が乗りました。

白い男はゆっくりと後ずさって、待合小屋のベンチに腰を下ろしました。


扉が閉まり、列車は動き出しました。

黒い男は、天井の手すりを握り、顎を突き出してホームと反対の窓を眺めていました。

ホームを見ると、白い上着の老人は、ポケットから煙草を出して火を点けたところでした」


彼の声は少し低くなった。

私の靴は、彼の靴に連れられて、非常階段をカタンカタンと下っていた。


「背の高い黒い男は、途中の駅で降りました。

私は港町駅まで行きましたが、改札からは出ず、そのまま地下道をくぐって上りホームの階段をあがり、しばらく待って普通列車に乗りました。

そして最初にお話しした無人駅の、上りホームに降りたとき、下りホームの待合小屋には、もう誰もいませんでした」

彼は背筋を伸ばして、しばらく黙っていた。
私は自分の靴底に地面を感じた。
なにか感謝を伝えようと、ふさわしい言葉を探したが、見つけることはできなかった。
心苦しさを感じながら、「そんなことがあるのですね」とたどたどしく私が言うと、
「そんなことがあるんです」と彼はわずかに微笑み、
すっと立ち上がった。

「じゃあ、また来月」と彼が言い、
私が「来月……」と応えると、
彼は初めて靴音を立て、受付に歩いて行った。

相談室の夜

受付は定時に帰るので、その後、私はひとりで過ごす。
たいていは本を読んだり、手紙を書くが、
たまに「暇でしょ？」などと電話がかかり、客を迎える夜もある。

先日は昔の同僚が、「たまたま近くを通ったから」とやってきた。
セルロイドの眼鏡をかけた、がっちりとした若い男性を連れている。
今年雇ったスタッフだという。

彼のことを説明してくれるのかと、待っていると、
昔の同僚は「どんなですか」と私に訊く。
「どんなもこんなも」とあやふやに答えると、彼は若いスタッフに向きなおり、
「まあ、こんな人じゃ」と笑いながら言った。
スタッフが戸惑った様子だったので私は尋ねた。

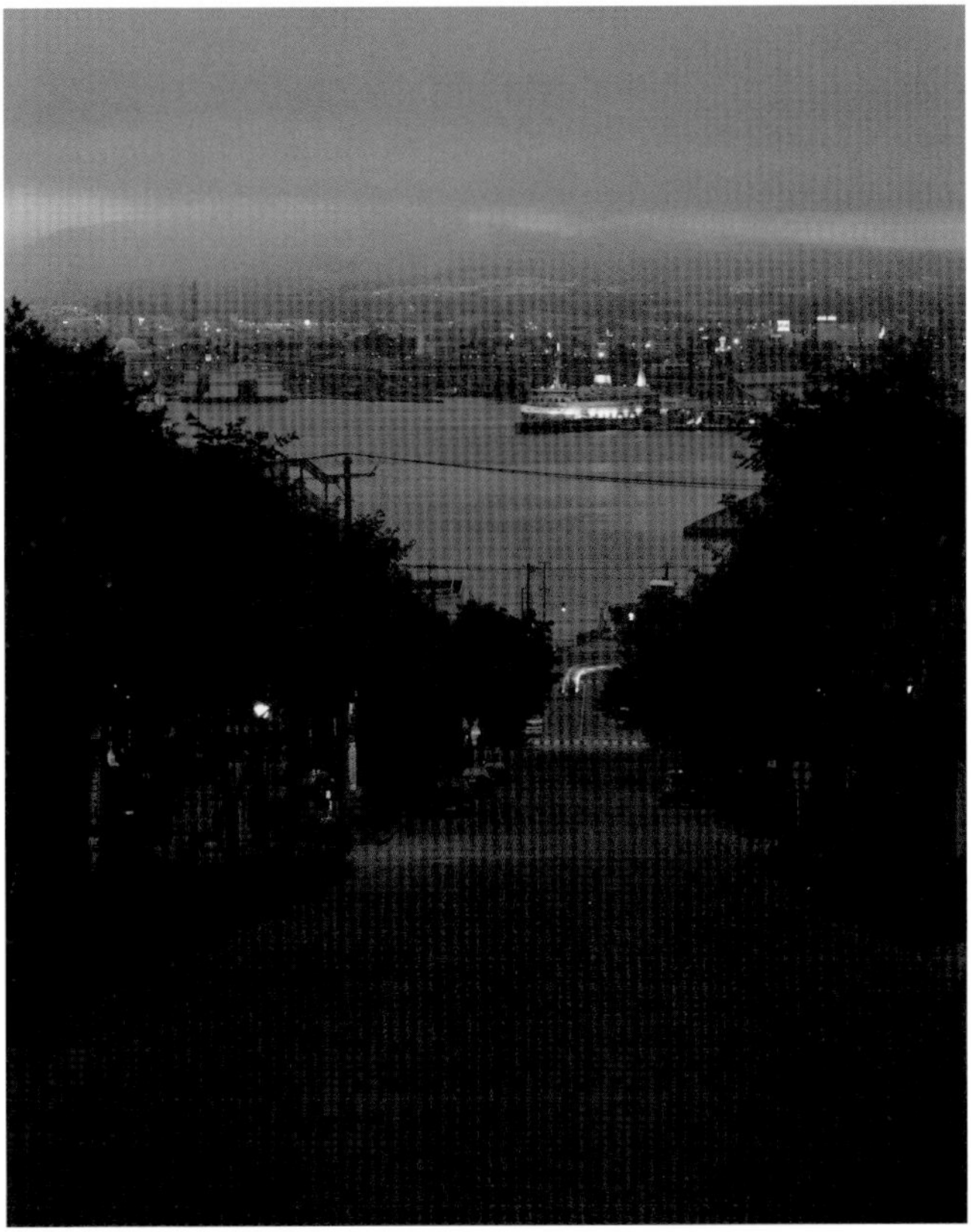

「仕事は面白いですか?」

「まだまだダメですけど、面白いです」


「ダメっちゃいうな」と昔の同僚は反応し、口調を変えてつけ加えた。

「けど、ダメじゃと思うところはえーな」

そして少し真顔になって私に向き直り、尋ねた。

「先生、三十数年やってきて、うまくいったと思ったことはありますか?」

すぐに浮かんだのは「全然」というはぐらかしだったが、
初対面のスタッフのことも考えて、言葉を選んだ。

「そうだな。うまくいくもんだなぁ、と感心したことは何回か」


スタッフが何か言おうとした瞬間、昔の同僚の携帯が鳴り、
二言三言会話をした彼は、手を当ててマイクをふさぎ、

「ヒロちゃんが呼んでるで。どうする」と笑いながら言った。

「それはもちろんいきます」

少年のように彼が立ち上がると、目前の壁に額縁があった。

「どこですか。これ」

「北海道。友達が撮った」

二人はヒロちゃんの家に向かい、静かな夜が戻ってきた。

六人目の相談者

彼は「実際」という言葉をたびたび使った。

「彼は同僚ですが、実際は監督者なんです」

「カウンセリングを受けろとか、実際、何のことかわからない。でも堂々と仕事を休めるのは、ありがたいわけです。実際」

職場の人間関係をひととおり話し終えたところで彼は尋ねた。

「僕は役者に見えますか」

「はい？」私は戸惑って生返事をする。

「人は私をわざとらしいと言います。自分でもそう思う」

彼は両肘を折ってこぶしを顎のあたりに構え、弾むようにうんうんとうなずいた。

「でもこんなにわざとらしい人間が役者でしょうか」

「あなたのことを」これまでの話を踏まえて私は尋ねた。

「役者と呼ぶ人が職場にいるのですか」


無視して彼は自説を述べた。

「どのような場面でも自然にふるまうことができる。それが役者というものでしょう」

「たしかにそうかもしれませんね」と受け止めながら、私も意見を言った。

「どのような場面でも、というところがポイントかもしれない」


彼は黙った。

しばらくじっとしていたが、
急に立ち上がって両腕を前に突き出し、指を握ったり開いたりした。

それから首をすくめ、両肩を上下に何度も動かした。

「リラックスしました」

そう言って彼は座り、付け加えた。

「自然にふるまう。この意味が分かりますか」

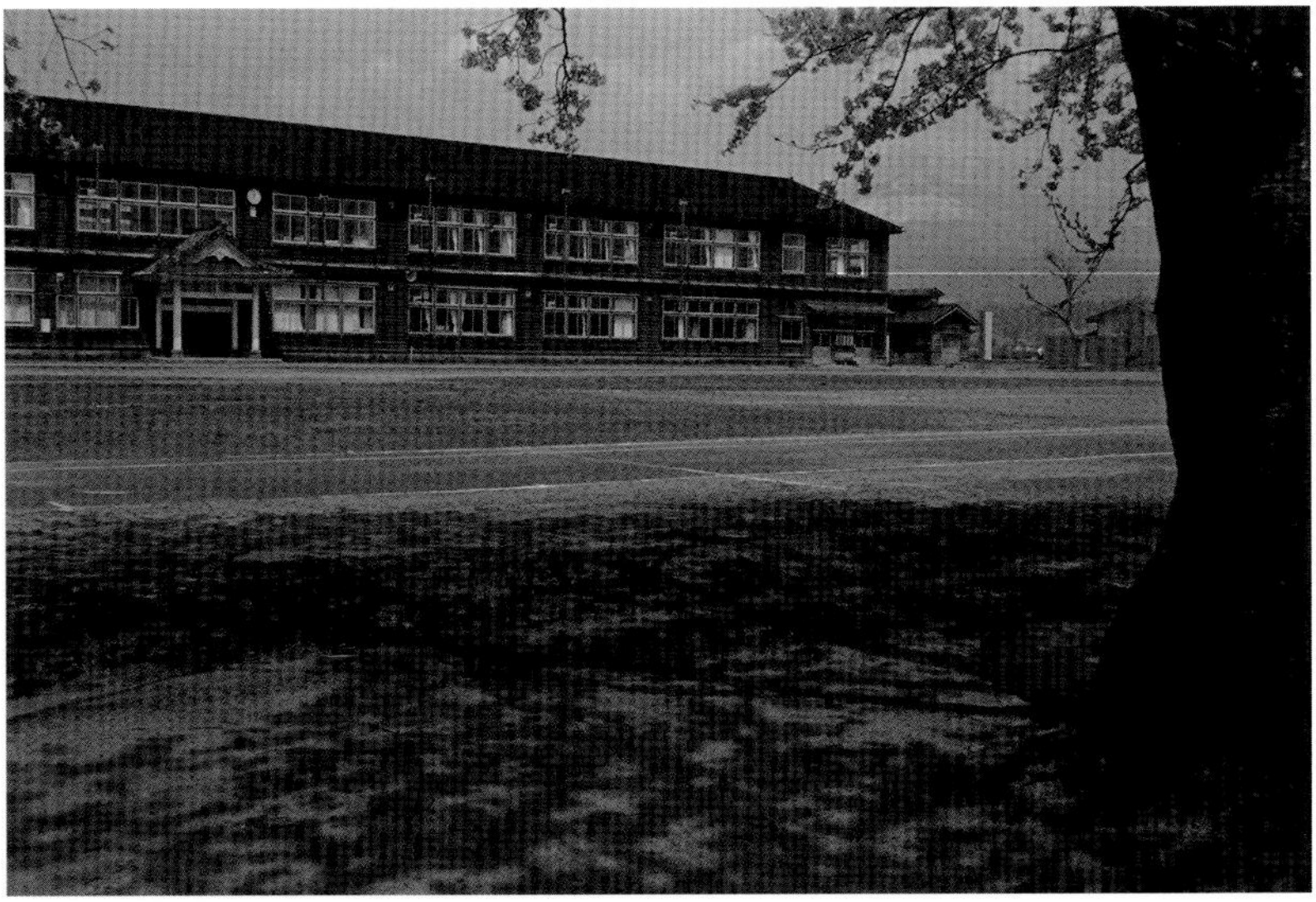

「……わかります」私は一呼吸おいて答えた。「でも、実行することはむつかしい」

彼は下唇を噛みながら言った。

「幼いころ母に言われました。お前はわざとらしい。自然にしていなさい。くりかえし」

今度は、私が黙る番だった。

「子どもは子どもなりに」彼は言葉をつないだ。

「わざとらしいということがどういうことか、わかっていました」

彼は息を吸い込んで胸にため、ゆっくりとそれを吐き出した。

「そして僕自身も、わざとらしい行動をしているとわかっていました。

実際、僕はわざと、わざとらしく振舞っていたのだと思います」

「うーん」私は意識的に間をとって質問した。

「そんなことがあるでしょうか？」

さらりと彼は返事をした。「実際にそうでしたから」

「そうではなく」私は食い下がった。

「お母さんが自然にふるまえ、と命じるから、

あなたはわざとらしくするしかなくなったのではないですか」

「そうでしょうか？　母は関係ないでしょう。

実際、私は生まれつきわざとらしかった気がします」

「生まれつき……」私は小声で相手の言葉をくりかえした。

そして、わざとらしい赤ん坊を頭に思い浮かべようと試みた。


「まあいいです」彼は穏やかな表情に戻って言った。

「実際、たいしたことではないんです」

「いやそれは」私はしつこく食い下がった。

だが、食い下がってどうなるか、まったくわかっていなかった。

「実際、たいしたこと」

私は下唇を噛み、「たいへんなことだと私は思う」と強くゆっくり発音した。


「先生はわざとらしい人ですね、実際はどうか知りませんけれど」

彼はそう言って首を傾げてニコニコと笑い、
すくっと立ち上がり、くるっと振り向いて、
出口に向かって歩き出した。

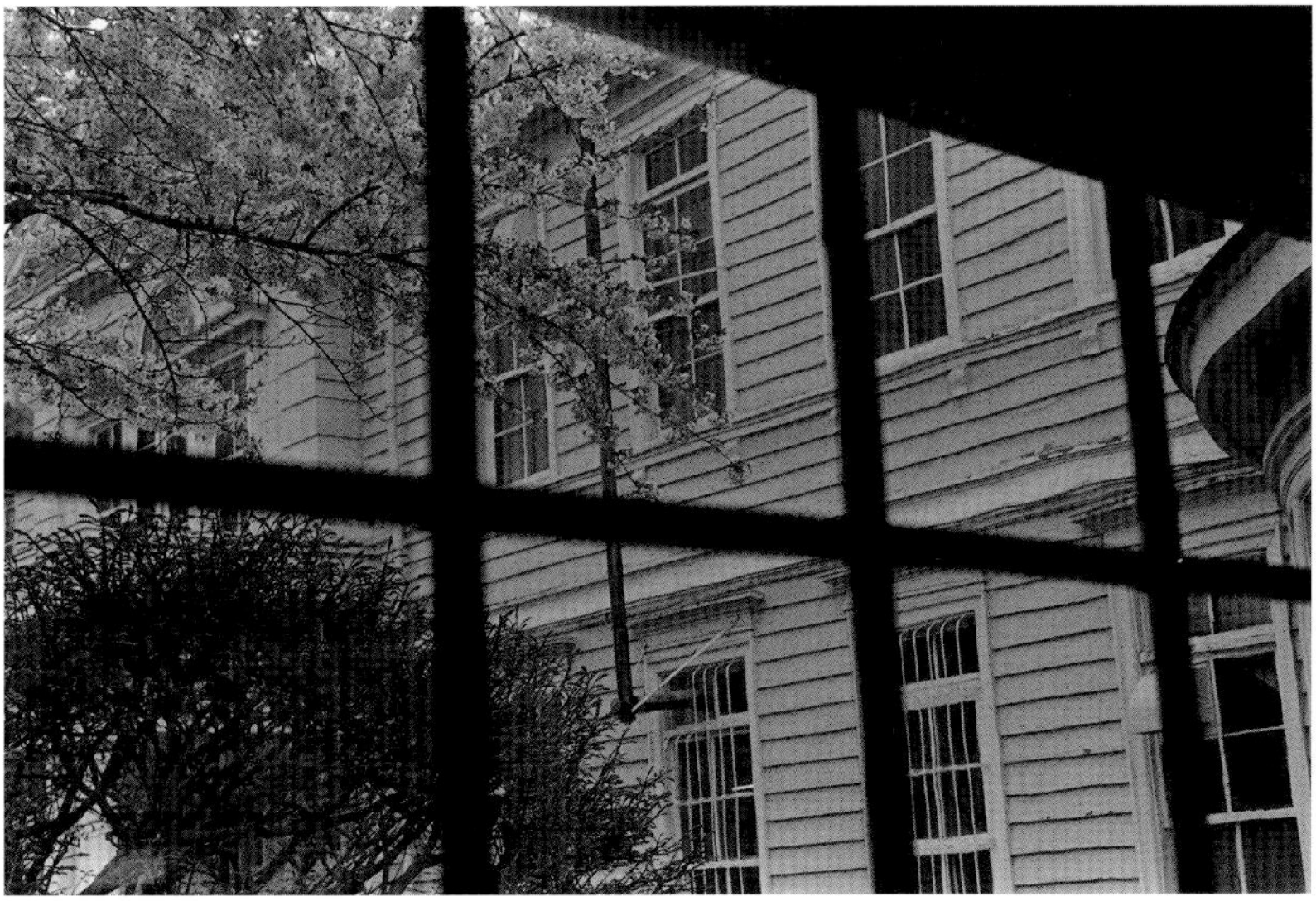

七人目の相談者

受付がにゃあ、と悲鳴をあげたので、私が慌てて部屋に入ると、相談者はどうみても小学生、しかも低いほうの学年で、無地の鹿の子ポロシャツの胸に、黄色い名札がぶらさがっていた。私が入室したどさくさにまぎれ、受付は手荒な挨拶をかわして、食器棚の上から成り行きを見下ろしていた。

彼はちらっと私を見た。
それから「あんたなん？　……えらいおっさん」と低い声で尋ねたので、私はどきどきしながら「おっさん……かも」と小声で応じると、彼は唇を尖らせて黙った。

彼はそのままじっとしていたが、
やがて「これ、ここにあった」と、五センチほどの錆びた釘を見せた。

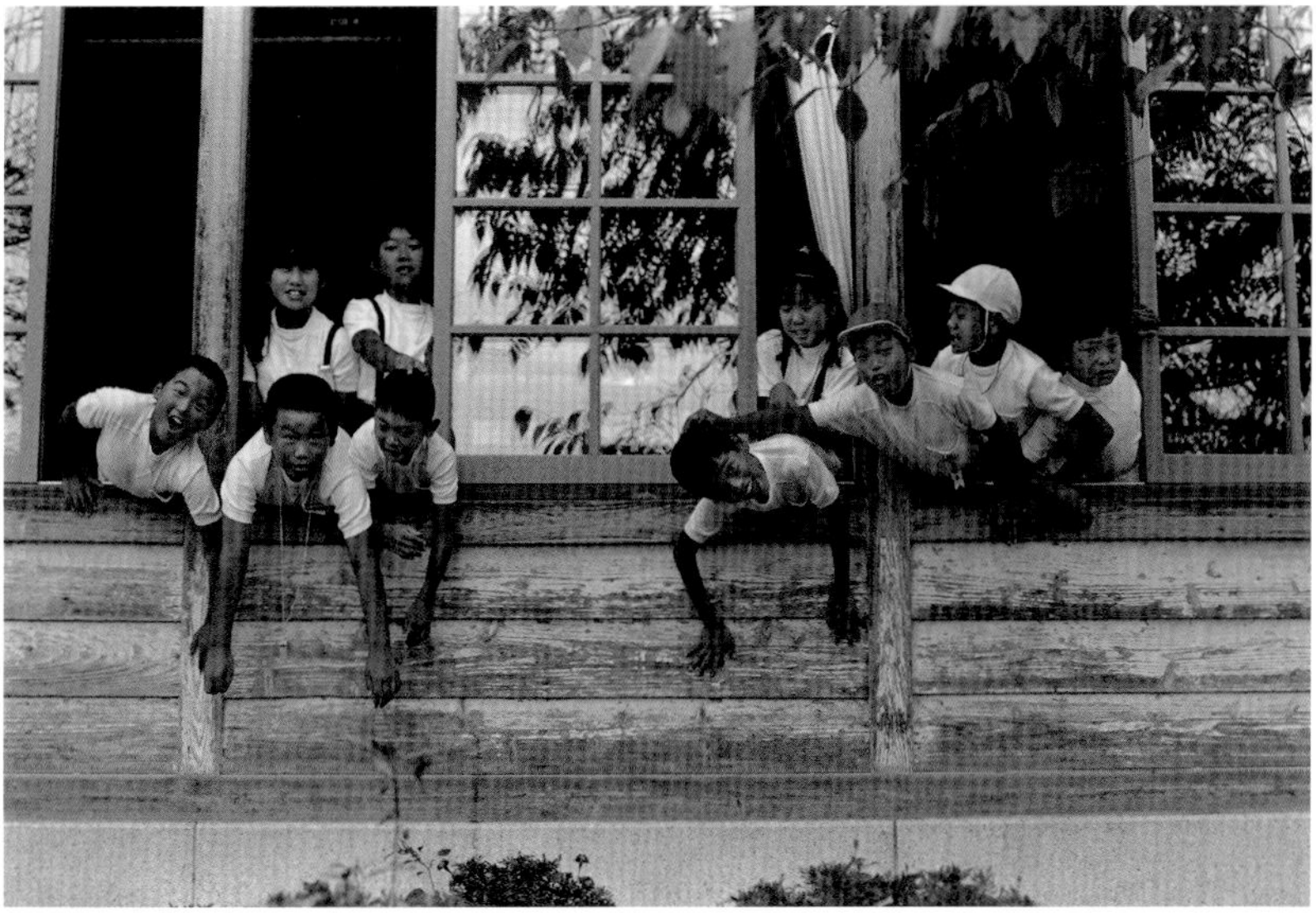

「そんなんあったんや」と私が応えると、
彼はいきなりテーブルにその釘を突き立てて引っ張り始めた。
ニスに傷がつき、栗色の板上に、白い線が現れた。

彼は顔をあげ、「だめかな」と訊いた。

私は唇を丸めて微笑みを作り、少しだけ頷いた。

それから椅子に丁寧に腰をかけ、黙って眺める姿勢をとった。


彼は力を込めて平行に二本ずつ線を引き、何かの枠を作ったようだった。

それから、その釘で枠の中に曲線を引こうと苦心していたが、うまくいかないので、

「今日はもうやめる」と言った。

「明日またおいで。おっさんがもうちょっと使いやすいものを用意しとくから」

私が声をかけると、彼は返事をせずに椅子から飛び降り、お尻のほこりを払って出て行った。

それから彼は、毎朝一番にやってきて、
私の木工用ニードルで、だんだんうまく線が引けるようになった。
絹糸ほどの線が百回、二百回と重ねられ、翌週にはきれいな玉子形が浮かび上がった。

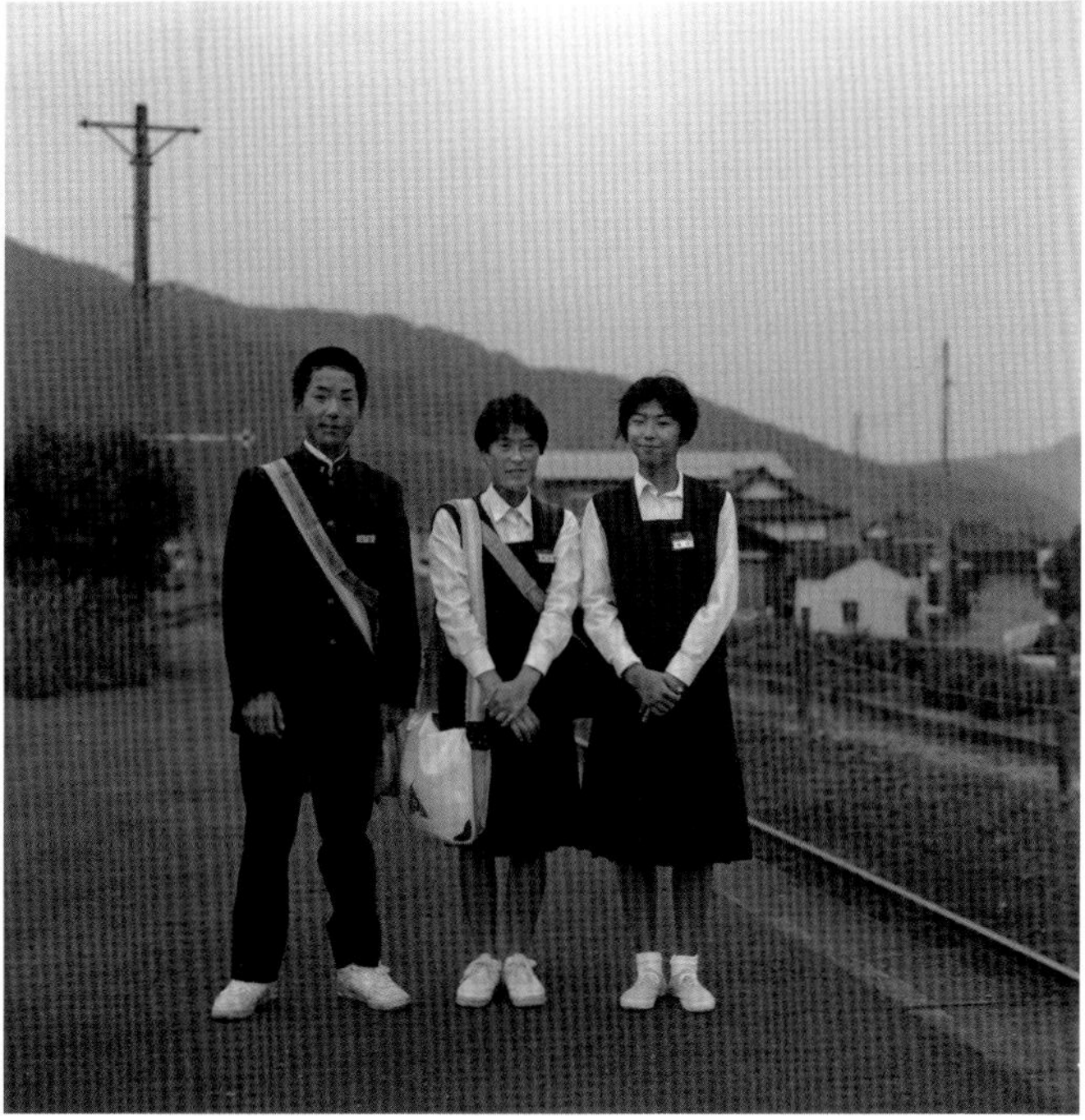

ほかの相談者たちも、テーブルの傷に気づいたが、
線を指でなぞったりするだけで、誰もとがめだてをしなかった。

さらにその次の週、
前髪が眉で切りそろえられた丸顔の女性が完成したころ、
彼はポケットから再び錆釘をとり出して、
最初の日に描いた枠の外にもう一重、枠を描いた。

それから靴を脱いで椅子の上に立ち、
自分が描いた彫刻画の両脇にしっかりと手をついて、真上から見つめた。

受付は喉を鳴らすのをやめ、私も静止して、
時間がただしく流れるのを待った。

その日以来、彼は来なくなったが、
私は毎日、そのテーブルの傷に、そっと触らずにいられない。

受付

「猫つきの家ですか?」

「そうです。今どき珍しいでしょう」

不動産屋は嬉しそうに目を細めて言った。

「いい猫です。とびきりの、と形容したいくらいの」

とびきりいい猫、というのがどのような猫か、まったく想像できなかった。

「いい猫と言われても、私には猫との交際経験がありませんし」

気の利いた発言のつもりだったが、不動産屋は聞き流した。

「まあ、見てもらえばすぐにわかります。とはいえ猫ですから、欠点もある」

「欠点?」

「真っすぐすぎるところでしょうかね。でもそれだって長所といってもいい」

私はしばしば素直さがないと言われる人間である。

うまくやっていけるだろうか。

私が不安そうに見えたのだろう。

「そりゃああなた、仮にですよ、人間のお手伝いを雇うとして」

不動産屋は慰めるように言った。

「ひねくれた人よりも真っすぐな人の方が好いでしょう」

「では契約の前に」

しつこいかなと懸念しながら私は言った。

「その猫に会うことはできますか?」

「というと……」

「例えばこちらに連れてきていただくとか」

不動産屋は、何を言い出すのかとあきれたように言った。

「いや、猫つきの家なんですよ。ということは家つきの猫とも言える」

「はあ」

「そういうことなんです」

このようないきさつで、私は猫つきの家と契約し、
その結果、彼女は相談室の受付になったのである。

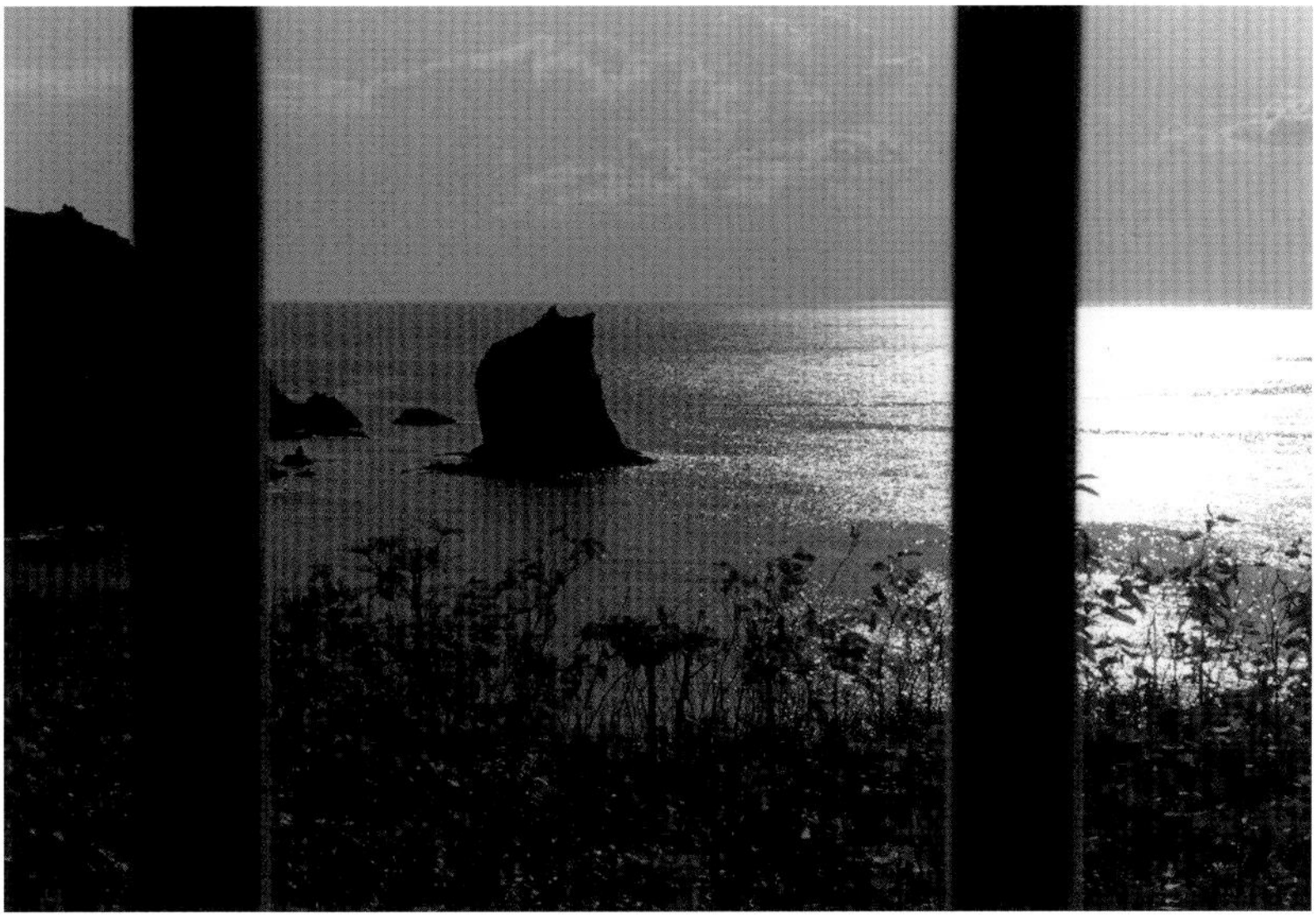

「私は愛想が悪いですが」

第一声、彼女はそういった。

「信頼されるタイプです」

「……」

「相談室の受付は初めてなので、最初は来客を戸惑わせてしまうかもしれませんが」

と言いながら、彼女は飛んできた蚊をパシリと叩き落とした。

「……でも気配を消したり、いなくなるのは得意ですし、
人間が望んでいることには気づくほうなので、うまくやれると思います」


彼女の言うとおりだった。

その後、私は折に触れ、不動産屋の広告チラシを眺めるが、
猫つきの家の紹介を見たことがない。

八人目の相談者

「どうですか」

「まあ何とか」

「そりゃよかった」

「いえいえ」

いつものように頷いていた私が「それはそうと」と顔を上げると、その人はもう受付と談笑しながら支払いをはじめていて、数分後には扉の外に消え、あとにはかすかに香水が匂っていた。

その次のときも、その人は大した話もしないで、すぐに帰ってしまった。

私は受付に尋ねてみた。

「いまの人。はじめてきたのはいつ？」

受付は帳簿を前足でおさえ、器用に鼻先でめくりながら答えた。


「おととしの秋くらいですね」

「じゃあ、もうだいぶ経つね」

「……だいぶと言われればだいぶ……ですね」

「ずっとこんな感じだよね？」

「こんな、というのは？」

「話が……短いというか、ほとんどない」

「そうですか？」

「そうですかって、話してないでしょ」

「それが？」

ここまで念入りに受付と話したことがなかったから、
手持ちの言葉が尽きてしまい、
私は「もういいよ」と会話を終わらせてしまった。

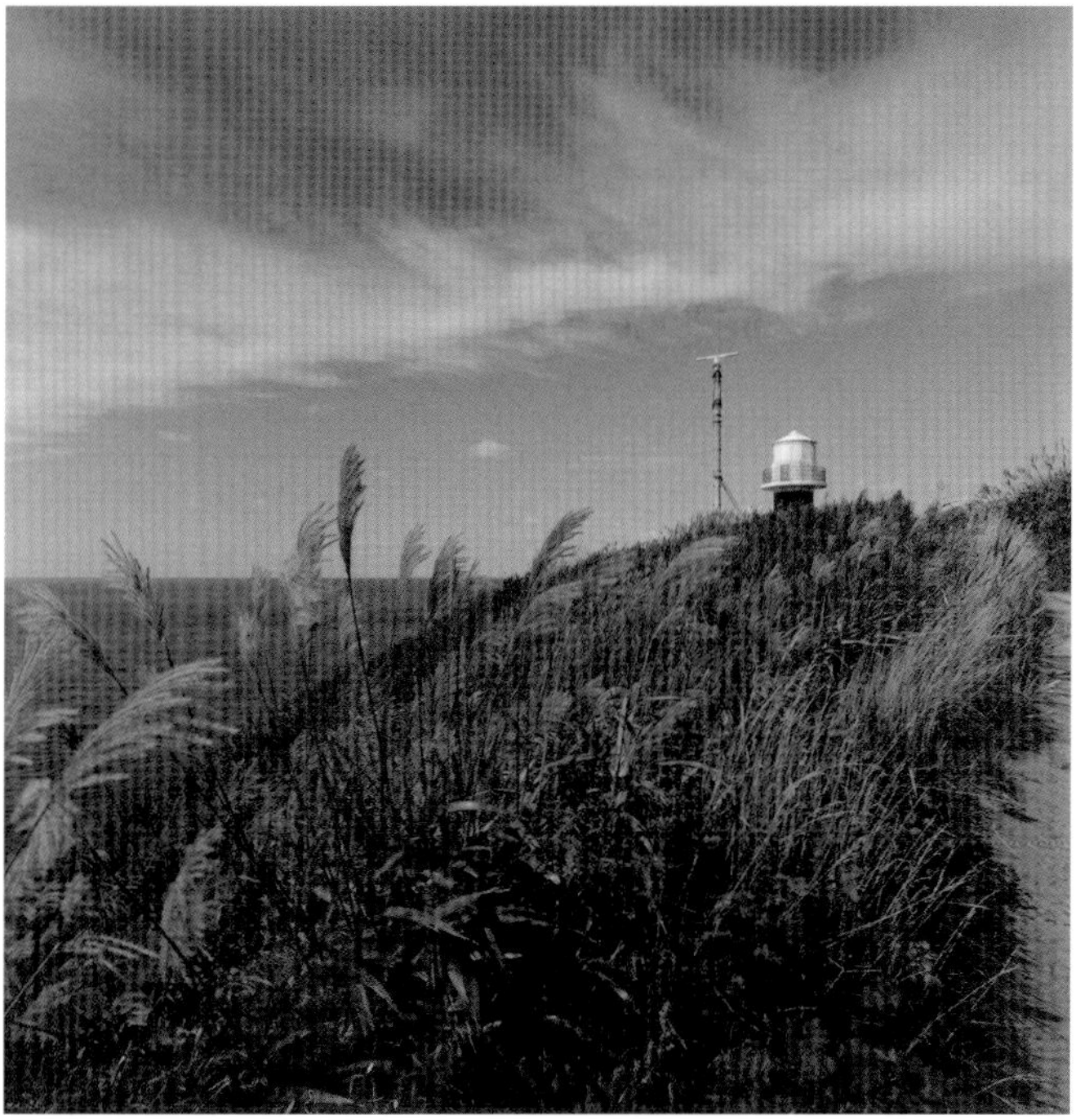

記録ノートをめくると、初回の相談で彼女は、「家族の悩みです」と切り出している。
ところが具体的なことにはまったく触れず、
「この建物は古いですね」「あのお写真は?」とか言い出し、
悩みには何一つ触れぬまま、十分ほどで帰っている。

ノートの最下段には罫線で囲んだ「まとめ欄」があるのだが、
初回のまとめ欄には「なんだろう?」と書いてあった。

二回目以降も家族の話題にはならず、
やがて天気や直近のニュースなど、世間話もしなくなったので、
どんどん相談の時間は短くなり、今の十秒ほどの相談に至っている。

それなのに、彼女は相談が終わると受付に次の予約希望日を告げ、
その通りに、ほぼ月に一回、来談を続けていたのだった。

そんなある日、相談室に手紙が届いた。

九人目の相談者

落ち着いたクリームイエローの封書だった。

細字の万年筆で書かれた差出人の名前に見覚えはなかったが、名前の横に(〇〇〇〇の娘です)と添え書きがあったので、先の婦人の家族からとわかった。

「突然、手紙を差し上げる失礼をお許しください。

私は先生の相談室に通っている〇〇の娘です。

母について、先生のお耳に入れておいたほうが良いと思うことがあり、筆をとりました。

先生がたの世界では、たとえ親子でも、秘密は洩らさないという決まりがあることは知っています。ですから、返事も要りませんし、これから私が書くことも、

母や母の相談とは無関係なことと受け流してください。

あけすけに申しますと、母はたぶん肝心なことは何一つ話してないと思います。

そのため、先生もお困りではないでしょうか」

「母の悩みとは、まさしく私のことでした。

もう五年以上前のことです。

私に起きた出来事が、か細いくせに強情な母を苦しめたのです。

当事者である私ももちろん苦しみましたが、ときの流れと、身近な人たちの気配りで、いつしか私は『ふだん』をとりもどしていました。


でも、世代の違いなのかもしれません。

二年がたち三年たっても、母の苦しみは癒えませんでした。

私には、彼女が苦役を引き受けて、身代わりになり続けているように見えました。

父もふくめて家族は、

『もう済んだことだ』『あなたが悩んでどうこうなることではない』

と繰り返し説得し、最後には頭まで下げましたが、母は変わりませんでした。

とうとう家族はあきれ、やがてその話題は誰の口にも上らなくなりました」

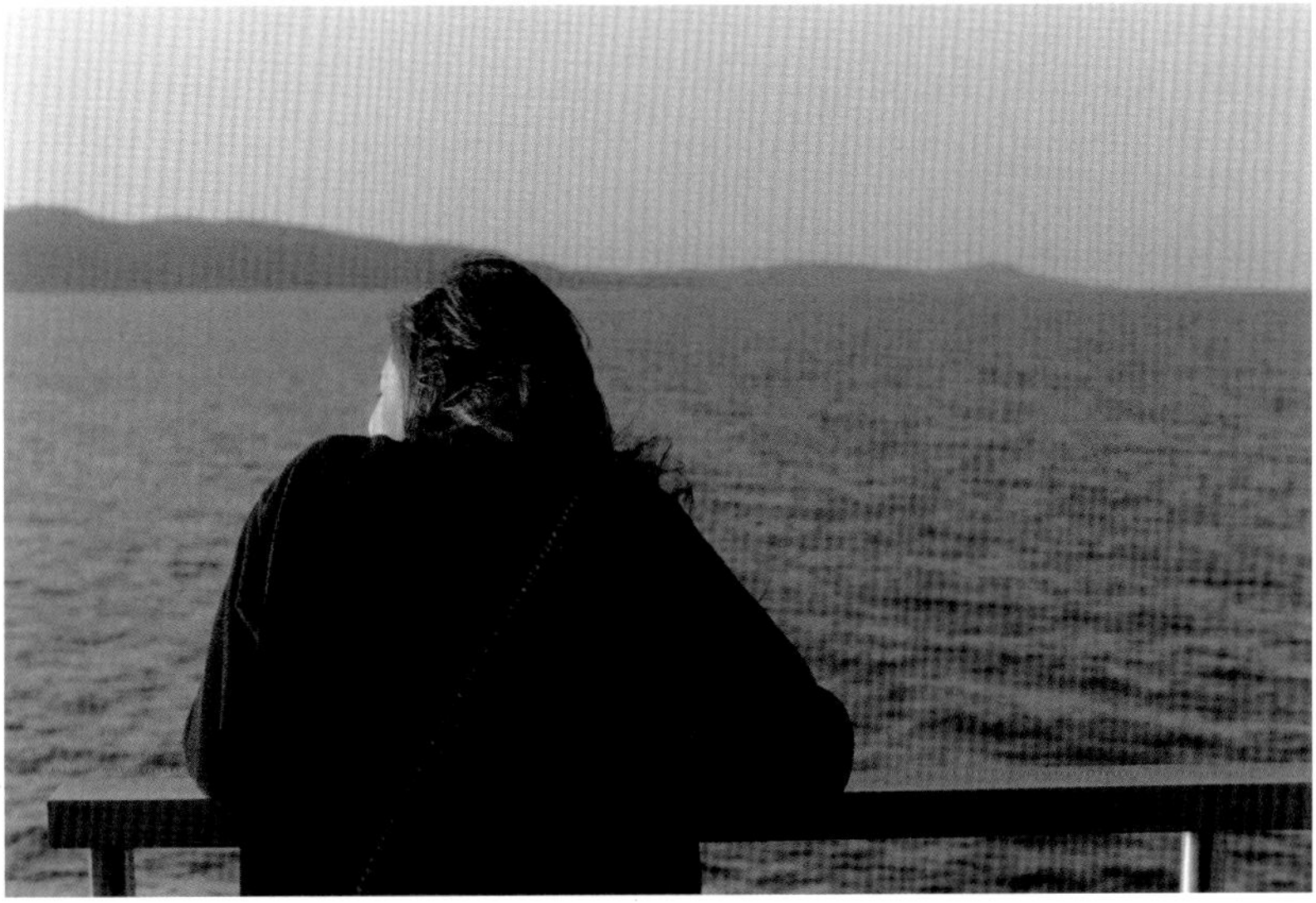

「それが昨年、ふとした偶然で、母が先生の相談室に通っていることを知りました。私には思いがけないことでしたから、『何をしに行っているの？』と尋ねたくらいです。照れくさかったのでしょう、母は『いけませんか？　私が相談したら』と開きなおり、小さな声で『おもしろいのよ』とつけくわえました。

もちろん、私に起きたことは『おもしろい』ことではありません。

私は戸惑いながら、『じゃあ、よかったわね』と早口で言った記憶があります。

考えてみると、母はその少し前から、やめていた稽古事の師匠に電話をかけたり、幼馴染からの手紙に返事を書くようになっていました。

相談で気が紛れるなら良いことだ。

そう思いながらも、母が先生に何をどこまで話しているのか気になりました。

最初に書いたように、私のことは話さないと確信してはいたものの、何かのはずみで言うかもしれない。

一度そう思い始めると、とめどなくなって、私は居心地が悪くなってしまったのです」

「面と向かって尋ねても、何も教えてくれないとわかっていましたから、私は母を観察し、相談に行くと目星をつけた日に、あとをつけることにしました。私は弟の部屋から双眼鏡を捜し出し、地味なスウェットを着て列車の最後尾に乗りました。そのときには前日まで感じていたモヤモヤした気分や後ろめたさは消え、なぜかウキウキしていたことを覚えています。

先生の相談室は、私の想像とはずいぶん違いましたが（高層ビルのワンフロアと思い込んでいました）、母についていては予想通り、入室して、十分もたたぬ間に外に出てきました。

扉に手をかけたまま、なかに向かって『バイバイ猫ちゃん』と手をふる姿がまるで子どもで、私は噴き出してしまったのですが、

続いて起きた出来事は、本当に意外なことでした。

目にした瞬間、私にはわかりました。

母が相談に行く、つまり先生の相談室に通っていた理由はこういうことだったのか」

十八目の相談者

ここで四枚目の便せんが終わっている。

だが、そのあとがない。

私はなんども封筒のなかを覗き込み、テーブルの周囲をうろうろ歩き、とうとう帰り支度をしていた受付を呼びとめて尋ねた。


「あのさ。この手紙だけど」

「はい？」

「封が切ってあったけれど、君が切った？」

「はい。……いけませんでした？」

「いや……中身は出した？」

「いえ、開封しただけです」

「この手紙には続きがあるはずだけど、どこかに落としたりしてない？」

彼女眉間に皺をよせ、

「そんなことは絶対にありません」と断言した。

「この手紙は今日の午後ポストに入っていました。取り出したのは、午後四時ごろだと思います。ペーパーナイフで封を切り、中身を見ずに先生の引き出しに入れました」

「そうか。いやいや、ごめん」私もそれ以外の想像はできなかった。

「差出人が入れ忘れたのだろう」

受付は帰り支度にもどり、数分後には本当に帰ってしまった。

私は、手紙を書きあげた女性が便箋を折り、封筒に入れる光景を、何回も思い浮かべた。

だが、最後の数枚が外に残るシチュエーションは、なかなか思いつけなかった。

ここまで書いたとき差出人に何かが起き、別人が未完の手紙を投函した、などと空想して、苦笑する始末だった。

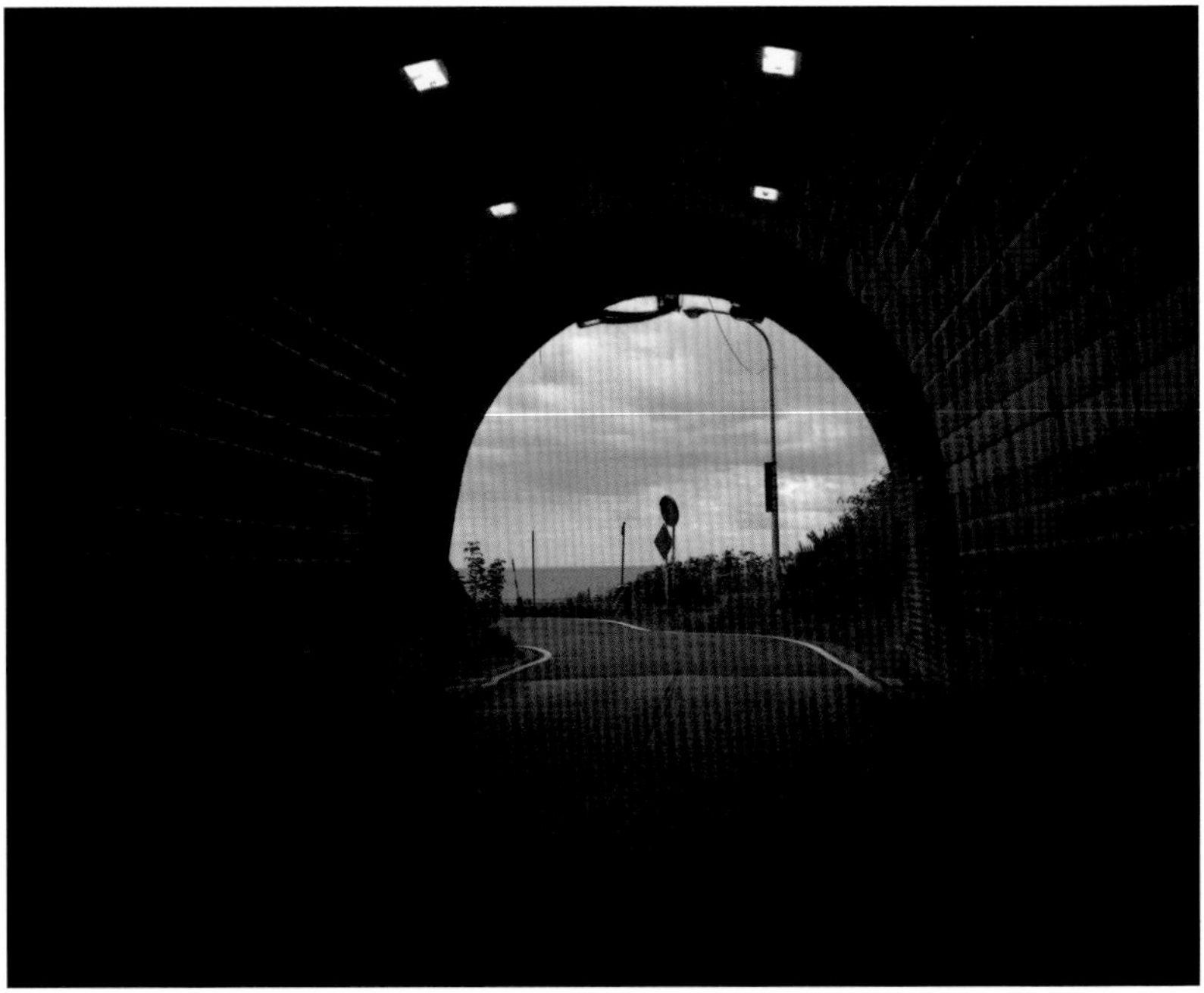

それでも、しばらくは、お詫びの言葉が添えられた残りの便箋の到着を待っていた。

受付も気にしてか、郵便を直接私に手渡すようになったが、郵便は来なかった。


謎のなか、婦人は一回だけ相談に訪れた。

手紙が届いてから二週間後、前回の帰り際に予約した日だった。

私はできるだけいつも通りを装って、

「どうですか」

「なんとか」

というやりとりをし、
そそくさと彼女が次の予約をとって、相談室を出てゆく姿を見送った。

しばらく聞き耳を立てたが、戸外でなにかが起きている様子はなかった。

さらに数分して、椅子から立ち外を覗いたが、ふだんと同じ庭先が見えるだけだった。


次の来談日、彼女は相談をキャンセルした。

「○○さん、本日はキャンセルです」と受付は事務的に私に告げた。

「そう」私も淡々と応えたが、耐えられなくなって問いを追加した。

「何か言っていなかった？」

「いえ、特に」

「そうか……次の予約は？」

「私も気になって尋ねましたが、『また電話します』と言ってお切りになりました」


その電話はなく、今日になった。


数日前、私は受付と話をした。

「あの手紙の人、というか手紙の人のお母さんだけれど」

「はい？」

「わからないことばかりだったね」

「……」

「どうして来なくなっちゃったのかな」

「さあ、どうしてでしょう」

「そういえば、なぜ来てたかもわからないままだ」

「……」

「君はなにかわかることがある?」と、思い切って私が尋ねると、
受付は「そうですね」と言ってひょいと窓枠に飛びうつり、
前足で顔をぬぐった。

「雨になるかもしれませんよ」

そして、いつもの散歩コースに出てしまった。


隣家の塀の上をゆっくりと遠ざかっていく後ろ姿に向かって、

「まあ、わからないことがあってもいいよな」

と呼びかけると、
彼女はかすかに尻尾を揺らし、

「またいつものセリフ」

と笑ったようだった。

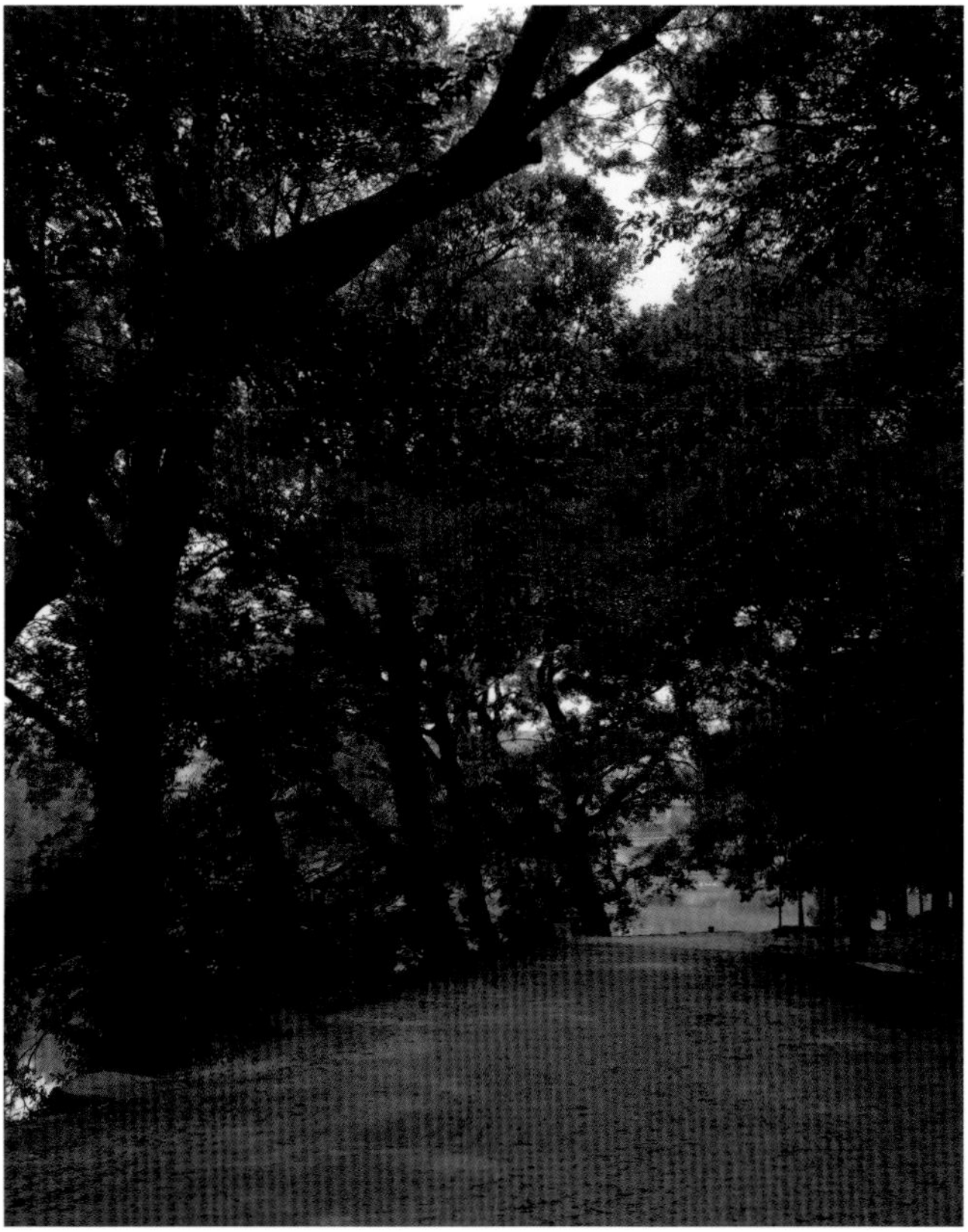

おわりに

思いがけない写真が届いて、書き手が困った。
物語の展開についていけず、写真家は途方に暮れた。
両者がこんなに悩んだ本は少ないだろう。

たぶんそれは、
相談をする者と、される者の間に起きる「すれ違い」に似ている。
困りながら、途方に暮れながら、
結局はすれ違っているかもしれないが、
それもよい、と私たちは思う。

塚本千秋《つかもとちあき》

1958年 熊本生まれ。精神科医師。臨床心理士。
岡山大学大学院社会文化科学研究科教授。

1983年 岡山大学医学部卒業。
岡山県精神科医療センター副院長などを経て、2018年4月より現職。

著書『明るい反精神医学』(日本評論社) 1999年。
翻訳書『精神疾患はつくられる』(日本評論社) 2002年。

尾上太一《おのうえたいち》

1959年 岡山市生まれ。精神科医師。
岡山市内で精神科診療所を開業。

近畿大学医学部卒業。
岡山大学大学院医学研究科修了。
日本大学大学院芸術学研究科映像芸術専攻修了。

写真集
『北前船 鰊海道3000キロ』2010年。
『島を愛す 桃岩荘/わが青春のユースホステル』2011年。
『島医者 礼文町船泊診療所』2016年 (いずれも響文社)ほか。

相談者《そうだんしゃ》

2018年12月25日　第1版第1刷発行

文　塚本千秋
写真　尾上太一
発行者　串崎 浩
発行所　株式会社 日本評論社
〒170-8474 東京都豊島区南大塚3-12-4
電話：03-3987-8621［販売］ 03-3987-8595［編集］
印刷所　藤原印刷株式会社
製本所　牧製本印刷株式会社
カバー＋本文デザイン　粕谷浩義（StruColor）

ISBN978-4-535-98471-4